JN094487

目指せ 院内感染 ゼロへ！

国立国際医療研究センター（NCGM）

新型コロナ ウイルス感染症
COVID-19
対応マニュアル

編集 国立国際医療研究センター

責任編集 大曲貴夫

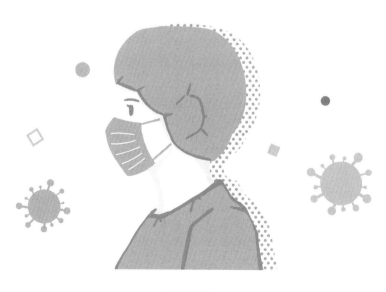

南江堂

◆編集者
　国立国際医療研究センター

◆責任編集
　大曲　貴夫　　国立国際医療研究センター病院国際感染症センター

◆編集顧問
　國土　典宏　　国立国際医療研究センター　理事長
　杉山　温人　　国立国際医療研究センター病院　病院長

◆執筆者　　（執筆順）
　忽那　賢志　　国立国際医療研究センター病院国際感染症センター
　森岡慎一郎　　国立国際医療研究センター病院国際感染症センター
　杁木　優子　　国立国際医療研究センター病院看護部・院内感染対策室
　窪田　志穂　　国立国際医療研究センター病院看護部・院内感染対策室
　小林憲太郎　　国立国際医療研究センター病院救命救急センター
　伊藤　昌司　　国立国際医療研究センター病院放射線診療部門
　藤谷　順子　　国立国際医療研究センター病院リハビリテーション科
　深谷　隆史　　国立国際医療研究センター病院医療機器管理室
　山田　和彦　　国立国際医療研究センター病院手術管理部門
　原　　徹男　　国立国際医療研究センター病院脳神経外科
　小山　友希　　国立国際医療研究センター病院看護部
　林　　由香　　国立国際医療研究センター病院看護部
　横井　千寿　　国立国際医療研究センター病院消化器内科
　柳井　優香　　国立国際医療研究センター病院消化器内科
　原　　久男　　国立国際医療研究センター病院循環器内科
　山元　　佳　　国立国際医療研究センター病院国際感染症センター
　松村　幸子　　国立国際医療研究センター病院看護部
　田中　敬子　　国立国際医療研究センター病院看護部
　小川　弘美　　国立国際医療研究センター病院看護部
　宮木　　良　　国立国際医療研究センター病院看護部
　德原　　真　　国立国際医療研究センター病院鏡視下手術領域外科・緩和ケア科
　梶尾　　裕　　国立国際医療研究センター病院糖尿病内分泌代謝科

巻頭言

　私ども国立国際医療研究センター(NCGM)は感染症対応を主要任務の一つとするナショナルセンターです．新型コロナウィルス感染症に対してはパンデミックの初期から職員一丸となって取り組んできました．2020年1月末には武漢からの帰国者の健康診断とPCR検査受入れを担当し，同2月の横浜港クルーズ船クラスター事例では職員が実際にクルーズ船に乗り込んで対応に協力しました．クルーズ船での感染者の中には重症化した方もおられ，未知のウイルスに対する手探りの集中治療が始まりました．初期11例の検査データや治療法，経過を2月21日にウェブサイト上で公開し，当時患者を受け入れていた全国の施設で参考にしていただいたと聞いています．

　その後も，PPE着脱マニュアル，院内感染対策マニュアル，COVID-19スクリーニングフロー，分娩・手術室でのPCR検査法など多くの情報を逐次アップデートしながらウェブサイトで公開してきました．これらはすでに全国の多くの病院で利用していただいていると思いますが，一つの冊子にしてさらに活用していただくことを目的に編集したのが本マニュアルです．

　NCGMの152年の長い歴史を振り返りますと，古くは1919年のスペインかぜに始まり，2003年のSARS，2009年の新型インフルエンザ，2014年のデング熱，2014年・2018年・2019年のエボラ出血熱などの流行に対してNCGMはかかわってきました．全国に4箇所しかない特定感染症指定医療機関のうち，最も多い4つの特定感染症病床を持つナショナルセンターとして，常に訓練を怠らず有事に備え準備をしてきました．その成果もあってか，今回の流行に迅速に対応することができ，本書出版時点ではありますが職員の院内感染がこれまで一人も出なかったことを本当に嬉しく誇りに思います．院内感染ゼロを目指すためにわれわれの経験がご参考になれば幸いです．

　本書出版のためにNCGMの担当職員が忙しい臨床の中で時間を作って執筆してくれました．また，南江堂の杉山孝男さん，米田博史さんには企画の段階から大変お世話になりました．この場を借りて厚く御礼申し上げます．

　ワクチン接種がわが国でも医療者や高齢者・高リスク患者から優先的に始まりますが，人類が新型コロナウイルス感染症を克服するまでにはもう少し時間がかかりそうです．NCGMはこれからも組織の総力を動員してこの手強い感染症に立ち向かいたいと思います．現在もこの感染症と闘っている全国の多くの医療者の皆さんに敬意と感謝を込めて本書をお届けします．

2021年3月

国立国際医療研究センター　理事長
國土典宏

国立国際医療研究センター病院　病院長
杉山温人

NCGM COVID-19 治療フローチャート（成人）

2021 年 2 月 25 日 第 2 版作成

※**重症化リスク**：65 歳以上，悪性腫瘍，慢性閉塞性肺疾患，慢性腎臓病，糖尿病，心血管疾患（心不全，冠動脈疾患，心筋症など），高血圧，脂質異常症，肥満（BMI 30 以上），臓器移植後やその他の免疫不全，喫煙歴など

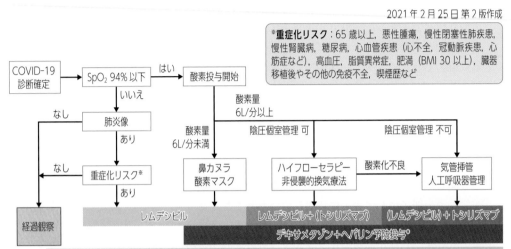

*10,000 単位/日で投与開始．APTT は延長させなくてもいい．基本は経静脈投与だが酸素量 5 L/分未満なら皮下注でも可．

薬剤名	投与量	投与期間	使用注意	その他
レムデシビル （ベクルリー®）	初回　200 mg 1 日 1 回 翌日以降　100 mg 1 日 1 回	5〜10 日間	①eGFR<30 mL/min ②ALT が正常上限の 5 倍以上	5 日間で臨床症状の改善を認めなければ 10 日間まで投与延長可
デキサメタゾン	経口・経管　デカドロン錠®4 mg 1.5 錠 1 日 1 回 経静脈　デキサート注射液®6.6 mg 1 筒 1 日 1 回	7〜10 日間（酸素需要が消失したら終了可）	①活動性消化管出血 ②本薬剤にアレルギーあり	40 kg 未満では 0.15 mg/kg/日に減量．妊婦・授乳婦にはプレドニゾロン 40 mg/日で代用．デキサメサゾン以外にも，プレドニゾロンやメチルプレドニゾロン，パルス療法も行われている．
トシリズマブ （アクテムラ®）	8 mg/kg（上限 800 mg）を静注 1 日 1 回 ※本薬剤は適応外使用につき各施設内で手続きが必要である	1 日間	①活動性肺結核の可能性がある ②ALT が正常上限の 5 倍以上 ③好中球数<500/mm³ ④血小板数<5 万 /mm³	投与前に結核，非結核性抗酸菌症，B 型肝炎のスクリーニングを実施（胸部画像検査，QFT/T-SPOT，HBs 抗原・HBs 抗体・HBc 抗体）

目　次

1 新型コロナウイルス感染症(COVID-19)の疫学・診断・治療

A 病原体

　2019 年 12 月から中国の湖北省武漢市で発生した原因不明の肺炎は，コロナウイルス属の一種，新型コロナウイルス(重症急性呼吸器症候群コロナウイルス，SARS-CoV-2)が原因であることが判明し[1]，これによる感染症は新型コロナウイルス感染症(COVID-19)と命名された．COVID-19 は，世界規模で流行し，2021 年 2 月 25 日時点で感染者は 112,553,318 名，死亡者は 2,497,419 名にのぼる．

　これまでにヒトに感染するコロナウイルスは，SARS-CoV-2 を含め 4 種類知られている(表1)．このうちヒトコロナウイルスはかぜの原因の 10〜15％を占める原因ウイルスである．ヒトコロナウイルスによる急性上気道炎は夏，秋に少なく冬や春に増えるとされており[2,3]，大規模な流行は 2〜3 年周期に起こるという[4]．ヒトコロナウイルスにヒトが再感染することはしばしばあり，これは抗体の減少が比較的早く起こるためと考えられている[5]．

　SARS-CoV-2 は，重症急性呼吸器症候群(severe acute respiratory syndrome：SARS)の原因ウイルスである SARS-CoV と同じベータコロナウイルスという亜属に分類される．受容体結合遺

表1　コロナウイルスの種類とその特徴（筆者作成）

コロナウイルス感染症	かぜ	SARS(重症急性呼吸器症候群)	MERS(中東呼吸器症候群)	新型コロナウイルス感染症(COVID-19)
原因ウイルス	ヒトコロナウイルス(229E, NL63, OC43, HKU1)	SARS コロナウイルス	MERS コロナウイルス	SARS-CoV-2
発生年	毎年	2002〜2003 年	2012 年〜	2019 年 12 月〜
流行地域	世界中	中国広東省	サウジアラビアなどアラビア半島	世界中に拡大
宿主動物	ヒト	キクガシラコウモリ	ヒトコブラクダ	不明
感染者数	かぜの原因の 10〜15％を占める	8,098 人(終息)	2,494 人(2020 年 10 月 9 日現在)	112,553,318 人(2021 年 2 月 25 日現在)
致死率	極めてまれ	9.4％	34.4％	2.2％
感染経路	咳などの飛沫，接触	咳などの飛沫，接触，便	咳などの飛沫，接触	咳などの飛沫，接触
感染力(基本再生算数)	1 人から多数	1 人から 2〜5 人，スーパースプレッダーから多数への感染拡大あり	1 人から 1 人未満，スーパースプレッダーから多数への感染拡大あり	1 人から 2〜3.5 人(doi: 10.1002/jmv.25748)
潜伏期間	2〜4 日	2〜10 日	2〜14 日	1〜14 日
感染症法	なし	2 類感染症	2 類感染症	指定感染症

(忽那賢志．総説 新型コロナウイルス感染症（COVID-19）．J-IDEO，中外医学社，2020 より作成)

伝子領域の構造は，SARS-CoV と非常によく似ており，細胞侵入に使用する受容体も同じ ACE-2 受容体であることが示唆されている．

Ｂ 臨床症状

新型コロナウイルス感染症（COVID-19）の潜伏期は 14 日以内であり，多くの症例が曝露から概ね 5 日で発症する[6,7]．

多くの有症状者で発熱，呼吸器症状（咳嗽，咽頭痛），頭痛，倦怠感などの症状がみられる．鼻汁や鼻閉の頻度は低いと考えられる[7]．下痢や嘔吐などの消化器症状の頻度は多くの報告で 10％未満であり SARS や MERS よりも少ないと考えられる．臨床症状はインフルエンザや感冒に似ているが，嗅覚異常・味覚異常を訴える患者が存在し，10 の研究を対象にしたメタアナリシスでは嗅覚障害，味覚障害の頻度はそれぞれ 52％，44％であった[8]．

COVID-19 において典型的であるのはその経過であり[6]，一部の症例は発症から 7 日目前後から呼吸状態が悪化し，さらに重症化する事例では 10 日目以降に集中治療室に入室という経過をたどる[9]（図 1）．中国での 44,672 人のデータによると，81％が軽症（肺炎がない，もしくは軽度），14％が重症（呼吸困難，低酸素血症，24〜48 時間以内に肺炎像が肺面積の 50％以上を占める），5％が最重症（呼吸不全，ショック，多臓器不全）であり，このうち 2.8％が死亡している．

日本での COVID-19 の入院患者のレジストリである COVIREGI-JP の中間報告によると，入院までの中央値は 7 日，在院日数の中央値が 15 日，致死率が 7.5％であった[10]．また，2,625 人の入院患者のうち酸素投与が不要であった軽症者が 62％，酸素投与を要した中等症が 30％，重症が 9％であった．

1．重症化のリスクファクター

重症化のリスクファクターとして，高齢，基礎疾患（心血管疾患，心不全，不整脈，糖尿病，悪性腫瘍，慢性呼吸器疾患，など）が知られている[7,11]．日本での COVIREGI-JP の中間報告では，

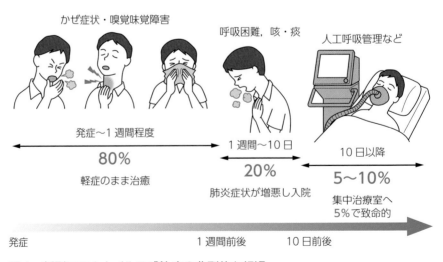

図 1　新型コロナウイルス感染症の典型的な経過

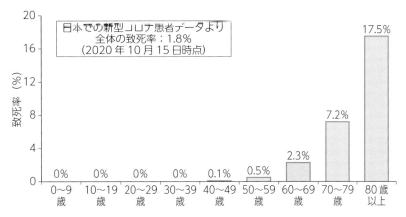

図2　日本における年齢別にみた COVID-19 の致死率（2020 年 10 月 15 日時点での情報に基づく）

表2　重症化のリスク因子

重症化のリスク因子	重症化のリスク因子かは知見が揃っていないが要注意な基礎疾患など
○ 65 歳以上の高齢者 ○ 慢性閉塞性肺疾患（COPD） ○ 慢性腎臓病 ○ 糖尿病 ○ 高血圧 ○ 心血管疾患 ○ 肥満（BMI 30 以上）	○ 生物学的製剤の使用 ○ 臓器移植後やその他の免疫不全 ○ HIV 感染症（特に CD4＜200/L） ○ 喫煙歴 ○ 妊婦 ○ 悪性腫瘍

（厚生労働省. 新型コロナウイルス感染症（COVID-19）診療の手引き, 第 3 版, p.10 より引用）

男性，高齢者，喫煙者，末梢動脈疾患，慢性閉塞性肺疾患（COPD）を含む慢性肺疾患，軽度糖尿病が重症例に多くみられた[10]．

　40 歳代までは重症例は少なく，50 歳代から年齢が高くなるに従って致死率も上昇していく．2020 年 8 月 5 日時点での日本での致死率は 60 歳代で 3.5%，70 歳代で 10.9%，80 歳代で 23% となっている（図 2）．また，基礎疾患（表 2）のある患者でも基礎疾患のない患者と比べて明らかに致死率が高い（図 3）．

　無症候性感染者も一定の割合で存在することがわかっている．クルーズ船ダイアモンド・プリンセス号の乗客に対しスクリーニングを目的として PCR 検査を行ったところ，約 17% が陽性であり，そのうちおよそ半数が無症候性感染者であった[12]．

2. 亜急性期〜慢性期に遷延する症状

　急性期を過ぎたあとも症状が遷延することも明らかになってきた．イタリアからの報告では，新型コロナウイルス感染症から回復したあと（発症から平均 2 ヵ月後）も 87.4% の患者が何らかの症状を訴えており，特に倦怠感や呼吸苦の頻度が高かったという[13]．その他，関節痛，筋肉痛，頭痛，胸痛，咳，痰，喉の痛み，鼻炎，味覚障害，嗅覚障害，目や口の乾燥，結膜充血，食欲不振，下痢，めまいなど様々な症状がみられるようである．32% の患者で 1〜2 つの症状があり，55% の患者で 3 つ以上の症状がみられた．

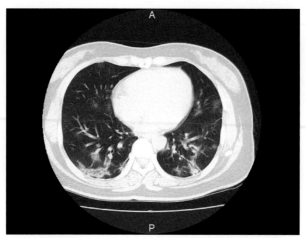

図3　新型コロナウイルス感染症患者の胸部CT画像
　　　（自験例）

　フランスからは，脱毛，記憶障害，睡眠障害，集中力低下といった症状も後遺症として報告されている[14]．新型コロナを発症してから約110日後に電話インタビューで回答した120人の回復者は，倦怠感（55%），呼吸苦（42%），記憶障害（34%），睡眠障害（31%），集中力低下（28%），脱毛（20%）を訴えた．記憶障害，集中力低下，脱毛などの症状はエボラ出血熱やSFTS（重症熱性血小板減少症候群）などの感染症の後遺症としてみられることがあるが，COVID-19でもまれにみられるようである．

　日本からも後遺症に関する研究が報告されており，新型コロナから回復した63人に電話インタビューを行ったところ，発症から60日経ったあとにも，嗅覚障害（19.4%），呼吸苦（17.5%），だるさ（15.9%），咳（7.9%），味覚障害（4.8%）があり，さらに発症から120日経ったあとにも呼吸苦（11.1%），嗅覚障害（9.7%），だるさ（9.5%），咳（6.3%），味覚異常（1.7%）が続いており，また急性期にはみられなかった脱毛の症状が24%でみられた[15]．

　胸部画像所見は，両側末梢側の浸潤影・すりガラス影が特徴的である（図3）．胸部CTでは肺炎像がみられても，胸部X線では肺炎と判断できない事例がある．中国からの報告では胸部X線では59.1%にしか肺炎像が確認できなかったのに対し，胸部CTでは86.2%で確認できたという[7]．撮影された対象が一部異なるため単純化はできないが，胸部X線では肺炎を2～3割は見逃す可能性がある．接触歴があるなど検査前確率が高い事例では胸部X線で肺炎像を認めなくとも胸部CT撮影を検討すべきである．肺炎像は発症から経過とともに広がっていく．発熱や呼吸器症状がまったくみられない無症候性感染者であっても，胸部CTを撮影すると肺炎像が観察されることがある[16]のは本疾患の特徴といえる．血液検査所見ではリンパ球低下がみられることがあり，特に重症例では低い傾向にある[7]．

C 検査・診断

　日本ではPCR検査でSARS-CoV-2を検出することで診断するのが一般的である．喀痰が採取できれば喀痰での感度が最も高いが，採取できない場合には鼻咽頭拭い液が用いられる[17]．何

らかの検体から SARS-CoV-2 が検出され COVID-19 と診断された症例の各検体ごとの陽性率は，気管支洗浄 93％，TBLB 46％，痰 72％，鼻咽頭スワブ 63％，咽頭スワブ 32％，便 29％，血液 1％，尿 0％であったという報告がある[18]ように，基本的にはウイルス量は「下気道検体＞上気道検体」の傾向がある．SARS-CoV-2 は唾液からも検出されることから，唾液を検体として用いることもできる．唾液の感度は鼻咽頭拭い液に劣る[19]とする報告もある一方で，発症 10 日以内は唾液と鼻咽頭拭い液とではウイルス量に差がないとする報告[20]もあり，侵襲が少なく医療従事者への曝露のリスクもない唾液検体は特に今後インフルエンザとの同時流行も懸念される冬季には有用であると考えられる．

WHO は初回の PCR 検査が陰性であってもなお強く疑われる事例では，繰り返し複数検体を採取し検査を行うことを推奨している[21]．実際に CT 所見では COVID-19 が強く疑われるにもかかわらず初回の PCR 検査が陰性であったが，繰り返し検査することで陽性が判明する事例も自験例を含め多く報告されている[22,23]．また，PCR 検査の偽陰性率は感染してからの経過日数によっても変わる．最も偽陰性率が低いのは感染から 8 日目（概ね発症から 3 日目）であり約 20％とされる[24]．発症日前後である感染から 5 日目は約 38％が偽陰性となる．このように，PCR 検査の結果については感染から何日経過しているかを考えることで検査結果を正しく吟味することができる．

国内では抗原検査も保険適用となっているが，PCR 検査と比較して感度が劣るため，陰性であっても除外することはできない点に注意が必要である．また，抗原検査では偽陽性の問題が指摘されており[25]，検査前確率の低い症例に無差別的に検査を行うことで偽陽性の症例が多く発生することが懸念される．

COVID-19 と確定診断されれば，2021 年 2 月時点における感染症法での指定感染症に指定されており，診断した医師は速やかに保健所に届け出を行わなければならない．

保険適用とはなっていないが，抗体検査も臨床研究や自由診療として行われている．SARS-CoV-2 の IgM，IgG 抗体は発症から 2 週間で約 9 割，約 3 週間経過するとほとんどの患者から検出される[26]．抗体検査は過去に SARS-CoV-2 に感染したことを意味するものであり，現在感染していることを意味するものではない．診断に利用するというよりは疫学的に感染の広がりを評価するために使用するものである．しかし，SARS-CoV-2 の抗体は発症から数ヵ月で減衰することが複数の報告から示されており[27,28]，一度抗体が陽性となった症例でも長期的には抗体が陰転化する可能性がある．軽症例と比較して，中等症・重症の症例は抗体価が高くなりやすい傾向にあるが，長期的には減衰してくると考えられる[29]．海外では再感染した事例[30]も複数報告されており，SARS-CoV-2 に対する免疫は長期間持続しない可能性がある．

PCR 検査，抗原検査，抗体検査の違いを表 3 に示す．

表3　COVID-19 における PCR 検査，抗原検査，抗体検査の違い

	意義	検体	長所	短所
PCR 検査	今感染しているかどうかを判定	唾液，鼻咽頭拭い液など	感度が高い	結果までに時間がかかる（1～6 時間）
抗原検査			短時間（約 30 分）で判定可能	感度が低い．偽陽性が起こりうる
抗体検査	過去の感染の有無を判定	血液	感染症流行の全体像を把握できる	現在の感染はわからない．感染後時間が経つと陰性になる

（筆者作成）

COVID-19 は 8 割の人が軽症であり自然治癒するため，原則として治療の対象は残り 2 割の中等症～重症の方となる[31]．

COVID-19 は，発症から 1 週間程度は風邪様症状や嗅覚・味覚異常などの症状が続く．この時期はウイルス増殖期と考えられるため，抗ウイルス薬によって増殖を抑えることが理にかなっていると考えられる．また，発症者のうち 2 割は肺炎が増悪し，炎症反応が過剰に起こることによって重症化する．この時期は過剰に起こった炎症を抑えるためにステロイド薬などの抗炎症作用を持つ薬剤を使用するのが合理的と考えられる．つまり，現時点では COVID-19 の中等症・重症例に対する治療薬は「抗ウイルス薬」と「抗炎症薬」を併用し，さらに，これに加えて凝固異常に対してヘパリンなどの抗凝固薬を使用することも一般的になってきている．

1. レムデシビル

レムデシビルは RNA ウイルスに対し広く活性を示す RNA 依存性 RNA ポリメラーゼ阻害薬で，もともとはエボラウイルス感染症の治療薬として開発されたが，in vitro で SARS-CoV-2 に対し良好な活性を示した[32] ことから，新型コロナウイルス感染症患者への投与が行われてきた．

これまでに 4 つのランダム化比較試験が報告されている．237 人の重症患者が登録された中国における RCT では死亡，臨床的改善に有意差はなかったが[33]，多国間医師主導治験として実施され 1,063 人が登録された NIH の RCT では，プラセボ群では臨床的改善までの期間が 15 日であったのに対し，レムデシビル群では 11 日と 31％短縮された[34]．また，5 日治療群と 10 日治療群とでは有効性・副作用に差がなかった[35]．これらの結果を受けて，2020 年 5 月 1 日に米国 FDA により緊急使用承認（EUA）を受け，また 2020 年 5 月 7 日に日本国内で特例承認制度に基づき薬事承認された．その後，5 日投与群，10 日投与群，標準治療群の 3 群比較のランダム化比較試験が報告されたが，ここでは 5 日治療群は標準治療群と比較して有意に症状の改善がみられたものの，10 日治療群は標準治療群と比較して有意差はないというちぐはぐな結果となった[36]．副作用としては，肝機能障害，下痢，皮疹，腎機能障害などの頻度が高く，重篤な副作用として多臓器不全，敗血症性ショック，急性腎障害，低血圧が報告されている[37]．

2. デキサメタゾン

重症 COVID-19 患者は，肺障害および多臓器不全をもたらす全身性炎症反応を発現する．コルチコステロイドの抗炎症作用によって，これらの有害な炎症反応を予防または抑制する可能性が示唆されている．

英国で行われた入院患者を対象とした大規模多施設無作為化オープンラベル試験では，デキサメタゾンの投与を受けた患者は，標準治療を受けた患者と比較して死亡率が減少したことが示された[38]．

この研究は 6,425 人の参加者を対象に行われ，デキサメタゾン群 2,104 人，対照群 4,321 人が参加した．デキサメタゾン群の参加者の 21.6％，対照群の 24.6％が，試験登録後 28 日以内に死亡した（RR 0.83，95％CI 0.74～0.92，$p < 0.001$）．予後改善効果は，無作為化時に侵襲的人工呼吸管理を必要とした患者で最大であり，また登録時に酸素投与を必要とした症例でも予後改善効果がみられた．しかし，登録時に酸素投与を要しなかった集団では予後改善効果はみられなかった．なお，デキサメタゾンは現在の承認の範囲内で新型コロナウイルス感染症に対しても使用

可能である

文献

1) Zhu N, et al. A Novel Coronavirus from Patients with Pneumonia in China, 2019. N Engl J Med 2020; **382**: 727-733.
2) Isaacs D, et al. Epidemiology of coronavirus respiratory infections. Arch Dis Child 1983; **58**: 500-503.
3) Gaunt ER, et al. Epidemiology and clinical presentations of the four human coronaviruses 229E, HKU1, NL63, and OC43 detected over 3 years using a novel multiplex real-time PCR method. J Clin Microbiol 2010; **48**: 2940-2947.
4) Monto AS. Medical reviews. Coronaviruses. Yale J Biol Med 1974; **47**: 234-251.
5) Callow KA, et al. The time course of the immune response to experimental coronavirus infection of man. Epidemiol Infect 1990; **105**: 435-446.
6) Li Q, et al. Early Transmission Dynamics in Wuhan, China, of Novel Coronavirus-Infected Pneumonia. N Engl J Med 2020; **382**: 1199-1207.
7) Guan WJ, et al. Clinical Characteristics of Coronavirus Disease 2019 in China. N Engl J Med 2020: NEJMoa2002032.
8) Tong JY, et al. The Prevalence of Olfactory and Gustatory Dysfunction in COVID-19 Patients: A Systematic Review and Meta-analysis. Otolaryngol Head Neck Surg 2020; **163**: 3-11.
9) Huang C, et al. Clinical features of patients infected with 2019 novel coronavirus in Wuhan, China. Lancet (London, England) 2020; **395**: 497-506.
10) 松永展明, 大津　洋, 早川佳代子ほか. COVID-19 レジストリ研究に関する中間報告について.
11) Liang W, et al. Cancer patients in SARS-CoV-2 infection: a nationwide analysis in China. Lancet Oncol 2020; **21**: 335-337.
12) Kakimoto K, et al. Initial Investigation of Transmission of COVID-19 Among Crew Members During Quarantine of a Cruise Ship - Yokohama, Japan, February 2020. MMWR Morb Mortal Wkly Rep 2020; **69**: 312-313.
13) Carfì A, et al. Persistent Symptoms in Patients After Acute COVID-19. JAMA 2020; **324**: 603-605.
14) Garrigues E, et al. Post-discharge persistent symptoms and health-related quality of life after hospitalization for COVID-19. J Infect 2020; **81**: e4-e6.
15) Miyazato Y, et al. Prolonged and late-onset symptoms of coronavirus disease 2019. Open Forum Infect Dis 2020; **7**: ofaa507.
16) Shi H, et al. Radiological findings from 81 patients with COVID-19 pneumonia in Wuhan, China: a descriptive study. Lancet Infect Dis 2020; **20**: 425-434.
17) Wang W, et al. Detection of SARS-CoV-2 in Different Types of Clinical Specimens. JAMA 2020; **323**: 1843-1844.
18) Wang W, et al. Detection of SARS-CoV-2 in Different Types of Clinical Specimens. JAMA 2020; **323**: 1843-1884.
19) Williams E, et al. Saliva as a Noninvasive Specimen for Detection of SARS-CoV-2. J Clin Microbiol 2020; **58**: e00776-20.
20) Wyllie AL, et al. Saliva or Nasopharyngeal Swab Specimens for Detection of SARS-CoV-2. N Engl J Med 2020; **383**: 1283-1286.
21) Organization WH. Laboratory biosafety guidance related to coronavirus disease 2019 (COVID-19): interim guidance, 12 February 2020: World Health Organization, 2020.
22) Xie X, et al. Chest CT for Typical 2019-nCoV Pneumonia: Relationship to Negative RT-PCR Testing. Radiology 2020: 200343.
23) Wu J, et al. Clinical Characteristics of Imported Cases of COVID-19 in Jiangsu Province: A Multicenter Descriptive Study. Clin Infect Dis 2020: ciaa199.
24) Kucirka LM, et al. Variation in False-Negative Rate of Reverse Transcriptase Polymerase Chain Reaction-Based SARS-CoV-2 Tests by Time Since Exposure. Ann Intern Med 2020; **173**: 262-267.
25) Ogawa T, et al. Another false-positive problem for a SARS-CoV-2 antigen test in Japan. J Clin Virol 2020; **131**: 104612.
26) Wölfel R, et al. Virological assessment of hospitalized patients with COVID-2019. Nature 2020; 581: 465-469.
27) Long QX, et al. Antibody responses to SARS-CoV-2 in patients with COVID-19. Nat Med 2020; 26: 845-848.
28) Ibarrondo FJ, et al. Rapid Decay of Anti-SARS-CoV-2 Antibodies in Persons with Mild Covid-19. N Engl J Med 2020: NEJMc2025179.

29) Kutsuna S, et al. Loss of Anti-SARS-CoV-2 Antibodies in Mild Covid-19. N Engl J Med 2020; **383**: 1694–1698.

30) To KK-W, et al. Coronavirus Disease 2019 (COVID-19) Re-infection by a Phylogenetically Distinct Severe Acute Respiratory Syndrome Coronavirus 2 Strain Confirmed by Whole Genome Sequencing. Clin Infect Dis 2020: ciaa1275.　https://doi.org/10.1093/cid/ciaa1275

31) Wu Z, McGoogan JM. Characteristics of and Important Lessons From the Coronavirus Disease 2019 (COVID-19) Outbreak in China: Summary of a Report of 72314 Cases From the Chinese Center for Disease Control and Prevention. JAMA 2020; **323**: 1239-1242.

32) Wang M, et al. Remdesivir and chloroquine effectively inhibit the recently emerged novel coronavirus (2019-nCoV) in vitro. Cell research 2020; **30**: 269-271.

33) Wang Y, et al. Remdesivir in adults with severe COVID-19: a randomised, double-blind, placebo-controlled, multicentre trial. Lancet (London, England) 2020; **395**: 1569-1578.

34) Beigel JH, et al. Remdesivir for the Treatment of Covid-19 - Preliminary Report. N Engl J Med 2020; **383**: 1813-1826.

35) Goldman JD, et al. Remdesivir for 5 or 10 days in patients with severe Covid-19. N Engl J Med 2020: NEJMoa2015301.

36) Spinner CD, et al. Effect of Remdesivir vs Standard Care on Clinical Status at 11 Days in Patients With Moderate COVID-19: A Randomized Clinical Trial. JAMA 2020; **324**: 1048-1057.

37) Grein J, et al. Compassionate Use of Remdesivir for Patients with Severe Covid-19. N Engl J Med 2020: NEJMoa2007016.

38) Horby P, et al. Dexamethasone in Hospitalized Patients with Covid-19 - Preliminary Report. N Engl J Med 2020: NEJMoa2021436.

2 インフルエンザとの同時流行時の感冒症状の考え方

　新型コロナウイルス感染症（coronavirus disease 2019：COVID-19）とインフルエンザを症状だけで区別することは困難である．

　嗅覚障害や味覚障害は，COVID-19 に特異的な症状である．

　COVID-19 は「発熱→咳嗽」，インフルエンザは「咳嗽→発熱」の経過をたどる傾向がある．

　COVID-19 の症状持続期間は，インフルエンザのそれと比較して長く，発症 7 日目以降に肺炎症状が急激に増悪することがある．

　高齢者や COVID-19 重症化リスクのある患者が，遷延する発熱や気道症状を呈する場合は特に注意を要する．

　インフルエンザワクチン接種は，医療関係者，高齢者，ハイリスク群の患者も含め，強く推奨される．

Ａ COVID-19 とインフルエンザの症状の共通点と差異

　インフルエンザ同時流行時の感冒症状を呈する患者への対応を考えるにあたり，COVID-19 とインフルエンザの症状の共通点や差異に関して記載する．図 1 に COVID-19，インフルエンザ，感冒，アレルギー性結膜炎・鼻炎の症状を示す．まず，COVID-19，インフルエンザともに発熱，悪寒，咳嗽，咽頭痛，頭痛，倦怠感，関節痛，筋肉痛が共通して認められ，症状だけで

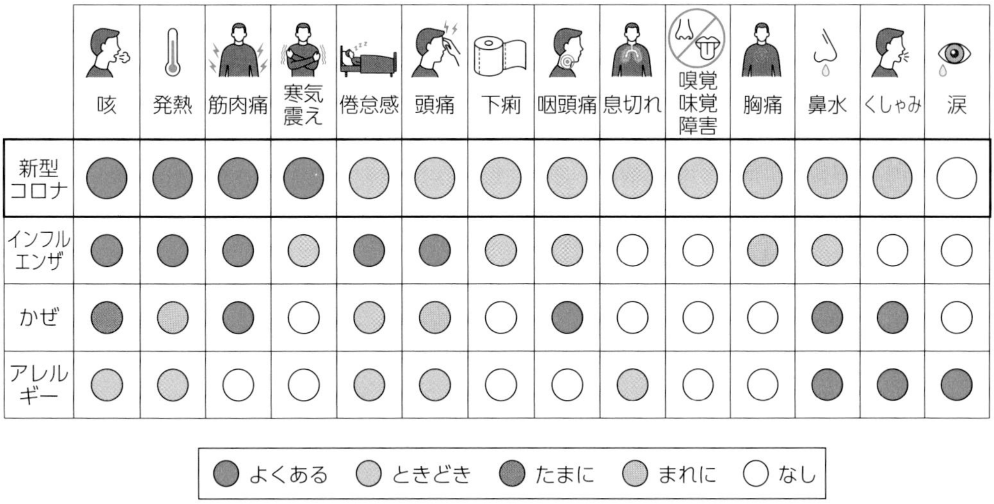

	咳	発熱	筋肉痛	寒気震え	倦怠感	頭痛	下痢	咽頭痛	息切れ	嗅覚味覚障害	胸痛	鼻水	くしゃみ	涙
新型コロナ	よくある	よくある	よくある	よくある	ときどき	ときどき	ときどき	ときどき	ときどき	ときどき	ときどき	たまに	ときどき	なし
インフルエンザ	よくある	よくある	よくある	よくある	よくある	よくある	たまに	よくある	なし	なし	なし	たまに	たまに	なし
かぜ	たまに	たまに	たまに	なし	ときどき	たまに	なし	よくある	なし	なし	なし	よくある	よくある	なし
アレルギー	ときどき	なし	なし	なし	ときどき	たまに	なし	ときどき	なし	なし	なし	よくある	よくある	よくある

凡例：● よくある　○ ときどき　● たまに　● まれに　○ なし

図 1　COVID-19，インフルエンザ，感冒，アレルギー性結膜炎・鼻炎の症状
（https://www.co.carver.mn.us/の資料より作成）

この2疾患を鑑別することは困難と考えられる．つまり，インフルエンザ流行期に発熱や呼吸器症状を呈する患者を診た場合，流行状況を勘案しつつ，この2疾患は常に念頭に置く必要がある．また，これら2疾患の共感染の可能性があることにも留意が必要である[1,2]．

　しかしながら，両疾患の自然経過における差異や特徴的な症状が報告されており，これらは両疾患の鑑別に参考となる可能性がある．1点は嗅覚障害や味覚障害である．イタリアからの報告によると，COVID-19患者59人のうち20人（33.9％）で嗅覚異常と味覚異常がみられた[3]．特に若年者，女性ではこれらの症状がみられる頻度が高かった．これらの所見はCOVID-19に特異的であり，オッズ比は6.74であった[4]．つまり，嗅覚異常や味覚異常がなくてもCOVID-19は否定できないが，あればCOVID-19の可能性が高まる，ということがいえる．

　2点目は，COVID-19は発熱で発症することが多く，一方でインフルエンザは咳嗽で発症することが多い傾向がある点である[5]．LarsenらによるCOVID-19患者55,924人，インフルエンザ患者2,470人を対象とした研究では，COVID-19は「発熱→咳嗽」，インフルエンザは「咳嗽→発熱」の経過をたどりやすいと報告されている．一方，日本感染症学会が作成した提言「今冬のインフルエンザとCOVID-19に備えて」では，「突然の高熱発症」をインフルエンザの特徴的な所見として紹介している[6]．重要な指摘ではあるが，COVID-19とインフルエンザの発症時の発熱の程度を直接比較した明確な根拠はみつからず，CDC（Centers for Disease Control and Prevention）や世界保健機関（World Health Organization：WHO）のサイトにもこの点に関する記載はないため[7,8]，現時点では経験に基づく意見であることに注意が必要である．

　3点目は，COVID-19の症状持続期間が，インフルエンザのそれと比較して長いことである．特にCOVID-19重症化例では，発症から1週間前後で肺炎の症状（咳嗽・喀痰・呼吸苦など）が強くなる[9]．もちろん，インフルエンザでも1週間を超えて咳嗽や喀痰といった気道症状が遷延することはあるが，COVID-19患者では1週間を経過したころから急激に症状が悪化することが特徴である．

B　経過において注意すべき点

　上述したとおり，発症後数日間続く発熱や気道症状で患者が受診した場合，COVID-19，インフルエンザ，感冒を鑑別することは困難である．しかし，COVID-19の場合は発症7日目から10日目にかけて肺炎症状が顕著になることがあるため，遷延する発熱や気道症状には注意が必要である．特に見逃してはならないのは，高齢者や，免疫不全，担癌状態，慢性腎臓病，慢性閉塞性肺疾患，肥満，糖尿病といったCOVID-19重症化リスクのある患者が，遷延する発熱や気道症状を呈する場合である．このような患者が発熱や気道症状を呈する場合には，早めの医療機関受診が望ましい．

C　検査前確率を見積もる

　COVID-19に限ったことではないが，どの疾患においても検査前確率を正確に見積もることが重要である．各地域のCOVID-19流行状況といった疫学情報は重要であり，「新規患者発生数」，「新規患者発生数のうち接触者不明患者の割合」，「PCR検査陽性率」などが参考になる．「今冬のインフルエンザとCOVID-19に備えて」では，COVID-19流行の目安がレベル1〜4に分類されており，各流行レベルにおけるインフルエンザ様症状を呈する患者に対するSARS-CoV-

2検査の適応指針が示されている[5]．また，COVID-19確定例との曝露歴や，屋内会食などの密閉・密集・密接の3要素を持つ空間での滞在といったリスク行為の有無も，検査前確率を見積もるうえで参考になる．

D 検査・診断は実際どうするのか？

　重要な点は，インフルエンザや他疾患と同様に，COVID-19においても検査前確率と検査閾値・治療閾値との関係，検査・診断することの目的を，ひとつの疾患として考えることである．つまり，インフルエンザとCOVID-19をペアにして考えるのではなく，個別に検査適応を考えるべきである．検査リソースの影響は受けるであろうが，まずはインフルエンザ抗原検査のみを行う，もしくはsevere acute respiratory syndrome coronavirus 2（SARS-CoV-2）PCR検査のみ行うというプラクティスがあっても構わない．このことは，一般社団法人日本感染症学会提言「今冬のインフルエンザとCOVID-19に備えて」のCOVID-19およびインフルエンザを想定した外来診療検査のフローチャートにも示されている[6]．

　COVID-19を検査・診断することの目的は，大きく2つあると考えている．1点目は感染対策の観点である．早期にCOVID-19患者を発見し，隔離することで二次感染を防ぐことができる．2点目は，高齢者や基礎疾患のある患者など重症化する可能性が高い患者を早期診断早期治療することである．このことにより，重症化の防止や死亡率の低下が期待される．現在，COVID-19検査体制が拡充しつつあり，医療機関がより多くの疑い患者を受け入れ，迅速に診断し，適切な治療につなげることが望ましい．

E 実施可能な備えをする

　2019-2020シーズンのインフルエンザ罹患率は世界的に低下傾向にあり，南半球のオーストラリアでは冬季のインフルエンザ流行が抑えられた[10]．これは市中でのCOVID-19感染対策とともに国レベルでのロックダウンにより人の行き来が少なくなったことが理由としてあげられる．また，マイコプラズマ肺炎やRSウイルス感染症などの飛沫感染により伝播する感染症の報告数も，2020年はこれまでと比較して少ない[11]．これは，COVID-19対策としての手指衛生やユニバーサルマスキングが他の感染症流行を阻止している可能性がある．

　しかしながら，冬季にはCOVID-19とインフルエンザの同時流行を最大限に警戒すべきであり，備えとしてワクチン接種を徹底することが重要である．インフルエンザワクチン接種は，医療関係者，高齢者，ハイリスク群の患者も含め，強く推奨される．また，SARS-CoV-2ワクチンは2020年10月時点では開発中であるが，その安全性や効果を確かめつつ，状況に応じて医療従事者やハイリスク患者を中心に接種対象者を規定する方針である[5]．

文献

1）Singh B, et al. COVID-19 and Influenza Co-Infection: Report of Three Cases. Cureus 2020; **12**: e9852.

2）Lansbury L, et al. Co-infections in people with COVID-19: a systematic review and meta-analysis. J Infect 2020; **81**: 266-275.

3）Giacomelli A, et al. Self-reported olfactory and taste disorders in SARS-CoV-2 patients: a cross-sectional study. Clin Infect Dis 2020; **71**: 889-890.

4）Menni C, et al. Real-time tracking of self-reported symptoms to predict potential COVID-19. Nat Med 2020; **26**: 1037-1040.

5) Larsen JR, et al. Modeling the Onset of Symptoms of COVID-19. Front Public Health 2020; **8**: 473.
6) https://www.kansensho.or.jp/modules/guidelines/index.php?content_id=41（2021 年 3 月 15 日閲覧）
7) https://www.cdc.gov/flu/symptoms/flu-vs-covid19.htm（2021 年 3 月 15 日閲覧）
8) https://www.who.int/emergencies/diseases/novel-coronavirus-2019/question-and-answers-hub/q-a-detail/q-a-similarities-and-differences-covid-19-and-influenza?gclid=CjwKCAjwoc_8BRAcEiwAz-JevtROGNL0SbtO7OPShj6Fy06JFyABs-YWyJh3vqcFCTKc4ze6gN1r1VxoCq90QAvD_BwE（2021 年 3 月 15 日閲覧）
9) Wu Z, McGoogan JM. Characteristics of and Important Lessons From the Coronavirus Disease 2019 (COVID-19) Outbreak in China: Summary of a Report of 72 314 Cases From the Chinese Center for Disease Control and Prevention. JAMA. 2020; **323**: 1239-1242.
10) Olsen SJ, et al. Decreased Influenza Activity During the COVID-19 Pandemic - United States, Australia, Chile, and South Africa, 2020. MMWR Morb Mortal Wkly Rep 2020; **69**: 1305-1309.
11) https://www.niid.go.jp/niid/ja/niid/en/10/2096-weeklygraph/1659-18myco.html（2021 年 3 月 15 日閲覧）

3 感染防止対策の原則

　新型コロナウイルス感染症(COVID-19)は，症状を有する患者だけでなく，発症前の患者や無症状病原体保有者も感染を伝播するとされている．発症前または無症状ながら病原体を保有している患者や職員が存在することを前提として，十分な感染対策を講じる必要がある．病院に勤務するすべての職員は，日常生活のみならず，業務を通して感染するリスクも高い．また，自身が院内感染の原因になりうる可能性もあることから，手指衛生を基本とした標準予防策を日ごろから遵守することが重要である．

Ａ 「COVID-19 が疑われていないまたは未診断」患者に対する感染対策(平時の基本的対応)

1. 標準予防策(スタンダードプレコーション)の遵守

　標準予防策とは，病原体の感染・伝播リスクを減少させるために行うものである．感染症の有無にかかわらず，すべての人は伝播する病原体を保有していると考え，「血液，体液，汗を除く分泌物，排泄物，粘膜，傷のある皮膚」を感染の可能性のあるものとみなして対応する基本的な対策である．患者と医療従事者双方における感染リスクを減少させる予防策である．

a. 手指衛生

　感染対策において，病原体の伝播の防止(感染経路の遮断)のための最も重要な行為である．手指衛生は必要なタイミング(病室に入る前後，患者に触れる前後，清潔や無菌操作の前，体液や排泄物に触れたあと，患者周辺の物品に触れたあとなど)で，正しい方法で実施することが重要である．

b. ユニバーサルマスキング

　従来は，呼吸器症状を有する人が咳やくしゃみをする際に，口元をティッシュで覆うまたはマスクをする「咳エチケット」が推奨されていたが，無症状者が感染を媒介する COVID-19 に対しては，咳エチケットは感染拡大を防げない可能性がある．そのため，咳やくしゃみのときだけでなく，平時からマスクを着用するユニバーサルマスキングが提唱されている．

　当院では患者を含め，院内に入るすべての人にマスクの着用を義務付けている．病院スタッフや医療従事者はサージカルマスクの正しい着用を徹底している．患者が着用するマスクの種類は問わないが，マウスシールドやフェイスシールドのみでの入館は不可としている．マスクを持っていない場合は，マスク券売機で購入してもらうよう誘導する．

c. 個人防護具(personal protective equipment：PPE)

　標準予防策として実施する PPE は，手袋，ガウン，サージカルマスク，ゴーグル，フェイスシールドなどである．必要な場面で，必要な PPE を選択し正しく使用する必要がある(次項「4. 個人防護具(PPE)の着脱」参照)．

　PPE を外す際は，それらにより環境を汚染しないよう留意する．外したあとは感染性廃棄物容器に廃棄し，必ず手指衛生を実施する．PPE を装着したままで電話をしたり，パソコンに触れたりしないよう注意する．

d. 環境整備

　アルコール除菌クロスや環境除菌・洗浄剤(商品例：ルビスタ®)を用いて，高頻度接触面(手すり，ドアノブなど)を中心に，定期的に(2回/日以上)清拭する．

2. 外来では発熱やCOVID-19を疑う症状※のある患者とその他の患者を分ける

　発熱や，COVID-19を疑う症状のある患者がいた場合，他患者と離れた場所に待機してもらい，状況に応じて感染症内科に相談し対応を検討する．

　詳細は，本書「6-c. 外来での有症状者・発熱者のスクリーニング」参照．

　※発熱，咳，呼吸困難，全身倦怠感，咽頭痛，鼻汁・鼻閉，味覚・嗅覚障害，眼の痛みや結膜の充血，頭痛，関節・筋肉痛，下痢，嘔気・嘔吐など

Ⓑ COVID-19確診例，疑い例に対する感染対策

1. 必要な感染防止策とPPE

　標準予防策に加え，接触予防策と飛沫予防策を行う．

＜基本のPPE＞

　サージカルマスク，手袋，長袖ガウン，キャップ，目の保護具(ゴーグル，フェイスシールド，アイガードマスクなど)．

　○上気道の検体採取(鼻咽頭拭い液採取など)時も上記個人防護具を使用する．

　○エアロゾルが発生しやすい状況下では，空気感染の可能性を考慮し，N95マスクまたはそれと同等のマスクを使用し，挿管などの場面では，PAPR(電動ファン付き呼吸用防護具)の使用を検討する．

＜エアロゾルが発生しやすい状況下の例＞

　気管吸引，ネブライザー療法，気管挿管・抜管，気管切開術，NPPV装着，心肺蘇生，用手換気，気管支鏡検査，誘発採痰など．

　なお，患者に直接接触しない場合(受付，案内など)は，サージカルマスクだけでよい．ただし，患者にもマスクを着用してもらうこと．患者がマスク着用できない場合，必要に応じてゴーグルなどの眼の保護をする)．

　PPE着脱の詳細は，本書「4. 個人防護具(PPE)の着脱」参照．

2. 診察室および入院病床

a. 診察室

　個室を使用する．陰圧でなくてよいが，十分に換気と環境清掃を実施する．

b. 入院病床

　①確定症例：COVID-19受け入れ専用病棟に入院する．その場合，確定例同士であれば多床室にてコホート隔離でよい．

　②疑い症例：原則個室隔離．疑い患者同士では同室にしない．できる限り，受け入れ専用病棟の疑い患者用病床を使用するが，小児科や蓋然性が低い場合は一般床個室を利用することも許容する．

3. ゾーニング

ゾーニングとは，感染症患者の入院病棟において，病原体によって汚染されている区域(汚染区域)と汚染されていない区域(清潔区域)とを分けることである．これは安全に医療を提供するとともに，感染拡大を防止するための基本的な考え方となる[1]．

当院では，確定症例，疑い症例受入れ専用病棟において，3区域(2区域の場合あり)にゾーニングする．

a. 清潔区域

［PPE 着用エリア］

○手指消毒剤とごみ箱(PPE 外装を捨てる)，鏡を設置する．
○病室へ入る前の PPE 着用はここでのみ行う．
○PPE は物品ごとに取りやすく配置し，常に整理整頓をする．
○PPE 着用手順のポスターを掲示しておく．
○頻回に環境整備を行ない，意識して清潔な状態を保つ．
※汚染エリアで使用したものをそのまま持ち込まない．

b. 準清潔区域

※個室で前室がない場合は設置しない．区域の位置づけが曖昧になりやすく感染対策の破綻につながる危険があるため，スタッフが混乱しないようルールを決めておく．
○PAPR(電動ファン付き呼吸用保護具)を使用した場合のタイベック®スーツ脱衣エリア．
○タイベック®スーツ脱衣方法のポスターを掲示しておく．手指消毒剤と感染性廃棄物容器を設置する．PPE 脱衣時には他スタッフと交差しないよう注意する．
○患者に使用した器材(清拭後)の一時保管場，清潔物品渡し用ワゴン置場．
○物品や検体の受渡し

c. 汚染区域

○病床内エリア．手指消毒剤，手洗い物品，交換用の PPE，感染性廃棄物容器を設置．
○清潔区域に設けた専用スペースで PPE を着用し，病室(汚染区域)に入り，病室を出る前に N95 マスク以外の PPE を外して廊下(清潔区域)に出る．
○スタッフは一度汚染区域に入ったら，PPE を着用したまま清潔エリアに入ってはならない．
※搬送時などやむを得ない場合を除く

d. 当院でのゾーニング例

図1，図2に示す．

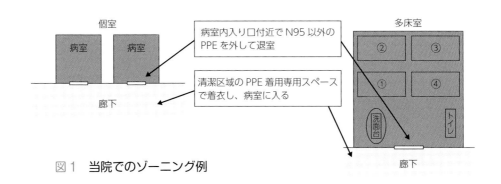

図1　当院でのゾーニング例

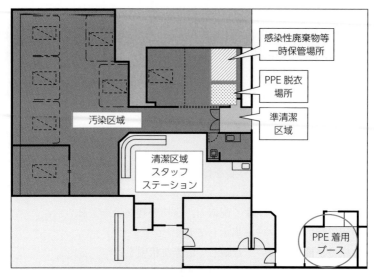

図2　重症病棟（フロア全体を汚染区域にする場合）

e. ゾーニングのポイント

①交差感染が起こらないようスタッフの導線を確認し，各区域を明確に区別する（衝立やテープで境界を明確にしておく）

②各区域ですべきこと，ルールを明確にし，わかりやすく表示する．

③かかわるスタッフすべてが同じ行動をとれるよう周知徹底する．

④運用後問題がないか評価し，少しでも問題点があれば速やかに改善する．

詳細は，文献1「急性期病院における新型コロナウイルス感染症アウトブレイクでのゾーニングの考え方」を参考にされたい．

4. 環境整備

COVID-19の生存期間としては，エアロゾルでは3時間まで，プラスチックやステンレス表面では72時間までというものがあるほかに，銅の表面では4時間以降，段ボールの表面では24時間以降はPCR陽性が確認されなかったとされている．物品を介した接触感染を防ぐために，環境や共用する物品などは，下記の消毒剤を用いてこまめに清拭する．

a. 消毒剤

アルコールまたは0.05〜0.1％次亜塩素酸ナトリウム溶液を使用する．一定濃度の次亜塩素酸溶液を常に用意するのは難しいことから，簡便な方法として同等の効果を得られる環境・除菌洗浄剤を用いる方法もある．

b. 環境整備を行う場所の例

①患者周囲環境（汚染区域内）：ナースコール，テーブル，ベッド柵など

②患者に使用した検査室，検査機器やその周囲

③患者搬送時に使用したエレベーターのボタンや触れた部分

④緩衝区域内，清潔区域内の高頻度接触面（ドアノブ，PHS，パソコンなど）

c. 診察・検温などの器具

聴診器や血圧計などは可能な限り個人専用とする．スマートデバイスにおいても専用とし，充電器も病室内に置いておくことが望ましいが，やむを得ず共有する場合は使用ごとに清拭・消毒する．

5. 患者寝具類の取り扱い

リネンに関しては，令和2年4月23日一般社団法人日本病院寝具協会「新型コロナウイルスに感染の危険のある寝具類の処理方法について」に準じて，院内の洗濯場・委託業者と協議のうえ，以下のように取り扱うこととする．

a. 処理方法

①院内洗濯室にて，熱水洗浄(80℃，10分)または，0.05%(500 ppm)～0.1%(1,000 ppm)の次亜塩素酸ナトリウム溶液に30分間浸漬後，洗濯．洗濯済みのリネンを委託業者が回収する．

②少しでも体液汚染があるリネン類は廃棄する．

③リネン類は90Lの袋に入れ，赤字で日時とともに「コロナ」など，COVID-19患者に使用したものとわかるようあらかじめ定めておいた記号を大きく記載する．袋の表面をアルコールまたは，0.05～0.1%次亜塩素酸ナトリウムなど抗ウイルス作用のある消毒剤で清拭し，24時間以上経過後，洗濯室に持っていく．

④洗濯室スタッフも必ずPPE(ガウン，手袋，サージカルマスク，ゴーグル)を着用する．

b. 患者の私物の洗濯について

院内共有のコインランドリーは使用しない．COVID-19受け入れ専用病棟のコインランドリーは使用可とするが，その際は，洗濯物をビニール袋に入れ，看護師が行う．使用後，洗濯機の周囲，洗濯槽の中をアルコールまたは，0.05～0.1%次亜塩素酸ナトリウムなど抗ウイルス作用のある消毒剤で清拭する

6. 廃棄物

COVID-19患者(疑い含む)から排出された廃棄物はすべて，感染性廃棄物とする．感染性廃棄物容器は病室から出す前に周囲を清拭する．容器には日付を記入し，24時間以上経過後に出す．感染性廃棄物は必ず8分目で交換する．決して押し込まないよう注意する．

7. 食器の取り扱い

通常対応であるが，洗浄室まで下膳するスタッフがCOVID-19患者(疑い含む)に使用した食器であることがわかるよう表示する．食器以外(ティッシュなどの紙類，飲料パック，割り箸など)はすべて病室内で廃棄する．

8. 検査

血管造影室，内視鏡室，生理検査，CTなどの画像検査も同様の対応とする．

時間帯を最後にするなど配慮する．X線撮影や超音波，心電図はなるべく病室内で実施できるよう調整する．

詳細は各部門で作成したマニュアルを参照する．

9. 薬剤(輸血用血液製剤も含む)の取り扱い

①病室内には必ず使用する薬剤のみを持ち込む.

②一度病室内に持ち込んだ薬剤は返納不可(病室内で廃棄)になるので注意する.

③処方箋や施用票,空アンプル(空バイアル)は病室に持ち込まない.

④麻薬使用時の対応

  1) 麻薬処方箋,空アンプルは病室内に持ち込まない.

  2) 麻薬の残液が入ったシリンジは廃棄せず病室内で保管しておく.

  3) 麻薬施用票を準備し,病棟薬剤師に連絡する.

  4) 病棟薬剤師から連絡を受けた麻薬管理者が病棟へ行き,病室内または窓越しなどで麻薬残液量を確認する.

  5) 麻薬管理者立ち合いのもと麻薬残液をシンク(手洗いシンクでも可)へ廃棄する.

10. 検体の取り扱い

検体容器は,表面をしっかりアルコール綿などで清拭して病室から持ち出す. ビニール袋などを事前に準備しておき,表面を拭いた検体を入れる. ビニール袋自体が汚染されないよう注意する.

11. 中央材料室で取り扱う物品(縫合セット・鑷子など)の取り扱い

COVID 陽性者に使用した物品は,中央材料室スタッフが取り扱い過程で曝露のないよう,あらかじめ処理方法を決めて置くき,双方に周知しておく. 当センターでは鋼製小物などを使用後は,病室内でビニール袋へ入れ,病室から持ち出す際に再度ビニール袋に入れて二重にする.「コロナ」などと明記し,汚物処理室の中材回収コンテナに入れる. コンテナに入らない物品に関しては,中央材料室へ連絡のうえ,直接持参する.

12. 同意書など保管が必要な紙面の取り扱い

病室内から持ち出すときは,クリアファイルに入れ,クリアファイルの表面をアルコールまたは,0.05〜0.1%次亜塩素酸ナトリウムなど抗ウイルス作用のある消毒剤で清拭する. あらかじめファイルの置き場所を決めて置き,病室から持ち出したファイルを保管する.

24 時間以上経過後,通常どおり取り扱う.

13. 入院患者における搬送の手順(画像検査や病棟移動など)

a. 基本事項

①安全な体制を整えるため,可能な限り夜間休日は避ける.

②患者にはマスクを着用してもらう.

③移動の際に職員や一般患者と接触することがないように配慮する.

④エレベーターは業務用(荷物搬送用)などを使用する.

⑤CT 撮影など,放射線室への移動を必要とする際は,1 日の最後に行うよう調整する.

b. 車椅子の場合(陰圧車いすに乗車可能な場合は,積極的に使用する)

①スタッフはサージカルマスクまたは N95 マスク,手袋,(ゴーグル). 全介助が必要な患者では,搬送中ガウンを装着してもよい.

②病室を出る直前に車椅子周囲を拭き,病室を出る直前に新しい手袋に交換する.

③ストレッチャーや患者ベッドのまま搬送する場合（重症患者の搬送）

1) 受け入れの時間や必要な人員数，移動先で必要な物品・医療器機など，打ち合わせを十分に行う．なお，環境周囲の汚染を防ぐため，PPE を装着した搬送スタッフは必要最小限にする．

2) 先導者，人払い役，エレベーター役など役割を決める．

3) 移動時は周辺部署などへ連絡する．

4) 搬送時に狭い入り口や通路，エレベーター内の壁などにストレッチャーやベッドが接触する可能性があるため，ベッド柵や周囲を念入りに清拭する．

5) 使用後のストレッチャーは病室から出す前に清拭し，出したあと再度清拭する．

6) 搬送中の PPE について
　○病室で搬送準備をしたスタッフがそのまま搬送する場合，病室を出る直前に外側の手袋を交換する（挿管している場合，換気を担当するスタッフは交換しなくてもよい）．
　○ガウンはそのままでよいが，汚染された場合はガウンも交換する．
　○可能であれば搬送先に，PPE を着用したスタッフがスタンバイできるようにする．

7) 非挿管患者の搬送
　○酸素投与中でもできる限り患者にマスクを着用してもらう（口元を覆う）．
　○搬送中の曝露を最小限にするため，ビニールカバー（図 3）を付けるなど頭部を覆う工夫をするとよい．

8) 挿管患者の搬送
　○あらかじめ ME 室に連絡し，人工呼吸器の準備を依頼する．
　○ジャクソンリースと挿管チューブの間に，必ず HEPA フィルターを組み込む．
　○回路をつなぎ変える層さはビニールを接続部にかぶせた状態で行い，曝露を最小限にする．

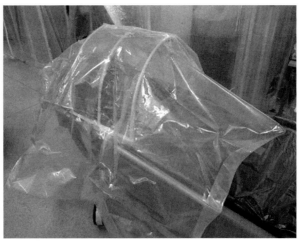

図 3　頭部を覆うビニールカバービニールはその都度交換

C COVID-19 確定患者の退院基準と退院後の対応について

a. 退院条件

1. 有症状者の場合

1) 人工呼吸器などによる治療を行わなかった場合

①発症日(注1)から10日間経過しかつ，症状軽快(注2)後72時間経過した場合，退院可能とする．

②発症日から10日間経過以前に症状軽快した場合，軽快後24時間経過したあと，24時間以上間隔をあけたPCR検査で2回連続陰性を確認できれば，退院可能とする．

2) 人工呼吸器などによる治療(注3)を行った場合

①発症日から15日間経過し，かつ，症状軽快後72時間経過した場合，退院可能とする．この場合，発症日から20日を経過するまでは退院後も適切な感染予防策を講じるように指導する．

②発症日から20日間経過以前に症状軽快した場合に，軽快後24時間経過したあと，24時間以上間隔をあけたPCR検査で2回連続陰性を確認できれば，退院可能とする．

2. 無症状病原体保有者の場合

①検体採取日(注4)から10日間経過した場合，退院可能とする．

②検体採取日から6日間経過後，24時間以上間隔をあけ2回のPCR検査陰性を確認できれば，退院可能とする．

注1：症状が出始めた日とし，発症日が明らかではない場合には，陽性確定にかかわる検体採取日とする．

注2：解熱剤を使用せずに解熱しており，呼吸器症状が改善傾向である場合をいう．

注3：人工呼吸器管理または体外式心肺補助(ECMO)管理による治療とする．

注4：陽性確定にかかわる検体採取日とする．

※10日以上感染性を維持している可能性がある患者(例：重度免疫不全患者)では，感染症科医との相談も考慮．

※変異株などに関しては，厚生労働省からの最新の指示に従う．

＜NCGMでの対応＞

退院に関する基準については，原則的に上記厚生労働省の方針に従う．免疫不全患者や変異株などの特殊な事例に関しては，感染症科による症例ごとの判断を行う．

なお，注2の「呼吸器症状が改善傾向である場合」とは以下の(a)(b)のいずれかを満たす場合とする．

(a) 酸素投与が不要になる

(b) COVID-19発症前の酸素投与量に戻る

ただし，上記の(a)(b)をどちらも満たさない場合でも，下記の(c)(d)のいずれかを満たす場合は，「呼吸器症状が改善傾向である場合」に準じるものとして扱うことができる．この(c)(d)の基準を適応する場合，ICTまたは総合感染症科に連絡する．

(c) 人工呼吸器管理，肺外式心配補助(ECMO)管理，高流量鼻カニュラ酸素投与(ネーザルハイフロー)，非侵襲的陽圧換気(NPPV)を離脱あるいは使用せず，酸素投与量が72時間以上変わらない

(d) 発症日から10日間(人工呼吸器などによる治療を行わなかった場合)，あるいは15日間

（人工呼吸器などによる治療を行った場合）が経過し，24時間以上の間隔をあけてPCR検査で2回連続陰性を確認する．

b. 隔離解除となったあとも入院を継続する場合

ア）上記a．1．1）の①または②を満たす場合は，標準予防策で対応可とする．

イ）上記a．1．2）の①または②を満たす場合，発症日から20日間が経過するまでは標準予防策＋接触予防策＋飛沫予防策を実施する．基本的に個室隔離とする（減免対応）．発症日から21日間経過以降は標準予防策で対応可とする．

※発症日から20日間が経過するまでに，エアロゾルが発生しうる処置（挿管や気管支鏡など）を行う場合は，コロナ対応（N95マスク，フェイスシールド，長袖ガウン，手袋，キャップ）で実施する．

※＜NCGMでの対応＞における（c）（d）のいずれかによって呼吸器症状の改善を確認したと扱う場合は，上記イ）の基準を適応する．

c. 退院後の診療（外来での対応）について（入院患者は退院翌日より適用）

基本「標準予防策」でよい．来院時間・診察室も一般と同様でよい．ただし，患者にも必ずマスクを着用してもらう．

原則として退院後・宿泊療養もしくは自宅療養解除後4週間は，エアロゾルを発生させうる処置は避ける．

やむを得ずエアロゾルが発生しうる処置を行う場合は，あらかじめ感染管理室に連絡をし，診察場所などを確保したうえで，COVID-19確診例または疑い例に準じた対応で実施する．

D 患者家族面会について

①原則，面会は禁止とする

②濃厚接触者で観察期間中の家族は来院不可．

③病状が重篤である場合，早めに家族と日程調整を行い，死亡確認には立ち会えないことを説明しておく．医師が面会をしたほうがよいと判断する場合に限り面会可能とする．その場合，iPadを用いた面会（毎日は不可），親族のみ3名までとする．

④どうしても直接面会したい要望があれば，1名のみ1回に限り可能とする．

その際は，感染のリスクを説明したうえで，PPE着用で医療者付き添いのもと，短時間の面会とする．時間は，平日，日中に限る．

E COVID-19患者の死後処置・遺体搬送について

遺体は，体外へ体液が漏れないように処置し，遺体全体を覆う非透過性納体袋に収容，密閉する．

1. 事前準備

a. 必要物品

納体袋，清拭物品，ルート類抜去に必要な物品，ディスポシーツ，おむつなど

b. ストレッチャーに納体袋を設置

ディスポシーツを引いた上に，納体袋を中表にしてストレッチャー全体を覆う．遺体袋の上

にもディスポシーツを敷いておく(図イ).

※autopsy CT がある場合,CT 撮影終了後 CT 台からストレッチャーに移動する際に入れても
　よい.納体袋にはファスナーがあるため,そのまま CT は撮影できない.

2. 手順

実施者は,サージカルマスク,手袋,ガウン,フェイスシールドまたはゴーグルを装着する.

①通常の死後処置を行う.

②挿管チューブや,胃管,末梢,CV,ドレーンなどのルート類抜去は体液がはねないよう慎
　重に行う.

③処置が終了後,敷いてあるシーツでくるむ(できれば防水シーツ)し,納体袋に収容する.
　その際,遺族が後から面会できるよう,顔の部分を見えるようにしておく.

④納体袋のファスナーを閉め,アルコールまたは,0.05~0.1%次亜塩素酸ナトリウムなど抗ウ
　イルス作用のある消毒剤で遺体袋とストレッチャー全体を拭き移送の準備をする(図4).

⑤準備ができ次第,葬儀社に連絡し,霊安室へ移送する.

※葬儀社のストレッチャーに移動する直前に,もう一度納体袋とストレッチャーを清拭する.
　葬儀社のストレッチャーは,病室から出る前に清拭する.

3. 家族の対応

病棟責任者または,担当医師が家族対応をする.

a. 遺体との面会

①遺族が面会を希望される場合,基本納体袋越しに面会をしてもらう.密閉され,表面が消
　毒された納体袋であれば触れることも可能である.納体袋を開けて直接接触を希望された
　場合,PPE(サージカルマスク,ガウン,手袋,眼の防護具)を着用してもらい,医療者付
　き添いのもと短時間であれば可とする.終了後は,適切に脱衣し手指衛生を実施してもら
　う.

②納棺,火葬などに関しては遺体などを取り扱う事業者の指示に従うよう説明する.

※火葬に関して,24 時間以内の火葬が可能であるが義務ではないことを説明しておく

b. 精神的ケア

①管理者により十分な説明をする.必要に応じ,リエゾン,精神科医師に介入してもらう

②マスコミ回避が必要なときは,遺体搬送車には同乗させず,別ルートから別の車で病院を
　出るよう伝える.

4. 情報共有シートについて

厚生労働省・経済産業省から出された「新型コロナウイルス感染症により亡くなられた方およ
びその疑いがある方の処置,搬送,葬儀,火葬等に関するガイドライン」令和2年7月29日(第
1版)に従い,「情報共有シート」(図5,図6)を記載する.

①→看護師が記載し葬儀社にわたす.

②→家族に用紙をわたし記載してもらい(その場でなくてもよい),あとで葬儀社にわたして
　もらう

①ストレッチャーに納体袋を準備する（清潔野で準備しておく）

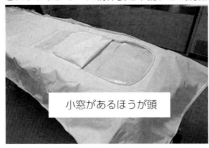
小窓があるほうが頭

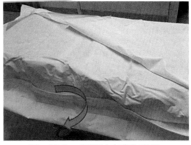
ファスナーを開け中表にする

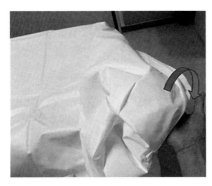

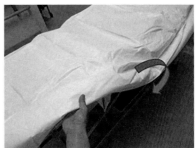
納体袋全体を中表にする

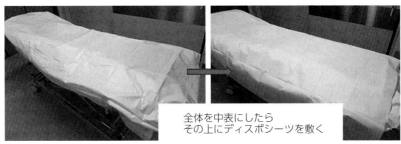
全体を中表にしたら
その上にディスポシーツを敷く

②納体袋にご遺体を移動し，ディスポシーツでくるむ．
③手袋を交換し，中（ご遺体側）に触れないようにファスナーを閉める．
④納体袋全体をアルウェッティーまたはルビスタで清拭する．

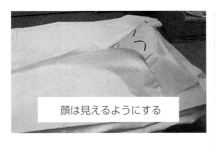
顔は見えるようにする

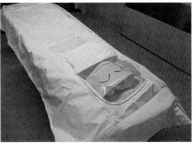

図4　納体袋取り扱い方法

情報共有シート（関係者記入用）

　この情報共有シートは，医療機関，葬儀会館等，火葬場へと遺体が移動していく中で，遺体と遺族等の方への対応に関する情報を共有することで，葬儀，火葬等を円滑に執り行っていくことを目的に作成しています．
　各関係者は，下記の該当する項目についてあてはまるものを「〇」で囲むか，該当事項を記入してください．次の過程の業務に従事している方のために，ご協力をお願いいたします（わかる範囲でご記入ください）．

（亡くなられた方）　　　氏名：　　　　　　　　　　　　　　　性別：

　　　　　　　　　　　　生年月日：　　　　　　　　　　　　死亡年月日：

関係者	申し送り事項
医療 従事者	●エンゼルメイクの有無（　　有　　・　　無　　） ●非透過性納体袋　素材（　透明　・　非透明　） 　　　　　　　　　　　　　　顔が見えるようになっているか（　はい　・　いいえ　） ●非透過性納体袋（インナーを含む）の外側の消毒　□←実施したらチェック 　使用薬剤（　アルコール　・　次亜塩素酸ナトリウム　　・ 　　　　　　　　その他：薬剤名記入　　　　　　　　　　　　　　　　　　　　） 　消毒方法（　清拭　・　その他：方法記入　　　　　　　　　　　　　　　　　） ●遺族等の方の代表者（　　　　　　　　　　　　　　　　）　例：長男 　　　　遺族等の方の患者（遺体）との面会の実施状況（　　有　　・　　無　　） 　　　　あれば特記事項 　　　　　　　（　　　　　　　　　　　　　　　　　　　　　　　　　　　　） ●その他の留意事項 　（　　　　　　　　　　　　　　　　　　　　　）　例：棺の外側を消毒 （連絡先）施設名： 　　担当者：　　　　　　　　　　　　電話番号：
遺体等を 取り扱う 事業者の方	●遺族等の方の代表者（　　　　　　　　　　　　　　　　）　例：長男 　　　　遺族等の方の遺体との面会の実施状況（　　有　　・　　無　　） 　　　　あれば特記事項 　　　　　　　（　　　　　　　　　　　　　　　　　　　　　　　　　　　　） ●その他の留意事項 　（　　　　　　　　　　　　　　　　　　　　　　　　　　　　　　　　　　） （連絡先）事業者名： 　　担当者：　　　　　　　　　　　　電話番号：

※記入欄は，必要に応じ，追加，修正等をしてください．

図5　情報共有シート（関係者記入用）

情報共有シート（遺族等記入用）

　この情報共有シートは，ご遺族等の方から必要な情報を共有していただくことで，葬儀，火葬等を円滑に執り行っていくことを目的に作成しています．
　ご遺族等の方は，下記の該当する項目についてあてはまるものを「○」で囲むか，該当事項を記入してください．葬儀，火葬等に関わる方々のために，ご協力をお願いいたします（わかる範囲でご記入ください）．

1　記入者のお名前：

　　ご関係：〔 父 ・ 母 ・ 子 ・ 配偶者 ・ 孫 ・ その他 （　　　　　　　　　　　　　）〕

2　葬儀，火葬等に立ち会われる予定の方に，濃厚接触者の方はいらっしゃいますか．

　　（ 有 ・ 無 ）　　　　「有」とご回答の方　→　下記3の回答もお願いします．

　　　　　　　　　　　　　「無」とご回答の方　→　質問は以上となります．

3　葬儀，火葬等に立ち会われる予定の方で，濃厚接触者の方全員のお名前（番号の横にご記入ください）
　　と症状の有無，PCR検査実施の有無とその結果を教えてください．

　　①　　　　　　　　　　症状：（ 有・無 ），PCR検査（ 有・無 ）→結果（陽・陰・未）

　　②　　　　　　　　　　症状：（ 有・無 ），PCR検査（ 有・無 ）→結果（陽・陰・未）

　　③　　　　　　　　　　症状：（ 有・無 ），PCR検査（ 有・無 ）→結果（陽・陰・未）

　　④　　　　　　　　　　症状：（ 有・無 ），PCR検査（ 有・無 ）→結果（陽・陰・未）

　　⑤　　　　　　　　　　症状：（ 有・無 ），PCR検査（ 有・無 ）→結果（陽・陰・未）

　　⑥　　　　　　　　　　症状：（ 有・無 ），PCR検査（ 有・無 ）→結果（陽・陰・未）

　　⑦　　　　　　　　　　症状：（ 有・無 ），PCR検査（ 有・無 ）→結果（陽・陰・未）

　　⑧　　　　　　　　　　症状：（ 有・無 ），PCR検査（ 有・無 ）→結果（陽・陰・未）

　　⑨　　　　　　　　　　症状：（ 有・無 ），PCR検査（ 有・無 ）→結果（陽・陰・未）

　　⑩　　　　　　　　　　症状：（ 有・無 ），PCR検査（ 有・無 ）→結果（陽・陰・未）

　　上記以外に濃厚接触者の方がいらっしゃる場合やその他特記事項があれば，以下に記載をお願いします．

図6　情報共有シート（遺族等記入用）

F　入院中にCOVID-19と診断または疑いのある患者が発生した場合の対応

　　対象患者が発生した場合は，直ちに院内感染管理室へ連絡し，患者を個室または，受け入れ専用病棟へ移動させる．患者が使用していたベッドや周囲は，アルコールまたは，0.05〜0.1%次亜塩素酸ナトリウムなど抗ウイルス作用のある消毒剤で清拭する．

a. 疑いが解除された場合（PCR検査陰性と画像や症状，行動歴を含め総合的に判断）

　　通常対応（標準予防策）とし，一般床多床室も可とする．

b. COVID-19 と確定された場合

①確定患者を一般床の個室で隔離していた場合は，受け入れ専用病棟に移動する.

②接触患者への対応

○同室患者や患者の行動範囲状況などから確定例と接触があった患者のリストを作成し，感染管理室，保健所と協議のうえ，対応を検討する.

○濃厚接触者※となった患者は，個室隔離し，標準予防策に加え，飛沫・接触予防策を実施し，14 日間経過観察をする. 退院し自宅で悔過観察する場合は，保健所にその旨を連絡する.

③接触職員への対応（リスク評価）

確定例に接触した職員に関しては，感染性期間（発症 2 日前）に濃厚接触があったか調査しリストを作成する. 感染管理室，保健所と協議のうえ，対応を検討する. 濃厚接触があったとしても，PPE の使用状況によっては 14 日間の就業制限の対象にならない場合もある. 患者のマスク着用や医療従事者の PPE 着用，医療行為・ケアの種類などに応じ曝露リスクを評価する.

※濃厚接触者の定義 [4]

「患者（確定例）」の感染可能期間に接触した者のうち，次の範囲に該当する者である.

○患者（確定例）と同居あるいは長時間の接触（車内，航空機内などを含む）があった者

○適切な感染防護無しに患者（確定例）を診察，看護若しくは介護していた者

○患者（確定例）の気道分泌液もしくは体液などの汚染物質に直接触れた可能性が高い者

○その他：手で触れることのできる距離（目安として 1 メートル）で，必要な感染予防策なしで，「患者（確定例）」と 15 分以上の接触があった者（周辺の環境や接触の状況など個々の状況から患者の感染性を総合的に判断する）.

G 職員が COVID-19 と診断された場合の対応

a. 発症した職員の職場復帰

「C. COVID-19 確定患者の退院基準と退院後の対応について」参照.

b. 濃厚接触者への対応

患者，職員ともに「D. 入院中に COVID-19 と診断または疑いのある患者が発生した場合の対応」と同様に接触状況を評価し，患者・職員の接触者リストを作成する. 感染管理室，保健所と協議のうえ，対応を検討する.

H 感染した職員の職場復帰

a. 入院していた場合

①または，②を満たしていれば，退院後復職可能.

b. 宿泊療養または自宅療養などしていた場合

宿泊療養または自宅療養など開始した日から 10 日間経過し，かつ症状軽快後 72 時間経過後，復職可能.

※職場復帰する際は保健所に報告し許可を得る.

※本人の体調に問題ないことを担当医に確認のうえ，所属長，ICT と復職日を決める.

I 職員の健康管理

患者の診療，ケアにあたる職員もちろんのこと，病院で勤務するすべての職員は，毎日体調管理（1日2回の体温測定やCOVID-19を疑う症状の有無など）を行い，体調に変化があった場合，速やかに感染管理室へ報告し指示に従う．

文献

1) 国立国際医療研究センター 国際感染症センター　作成協力：国立感染症研究所 感染症疫学センター，薬剤耐性研究センター．「急性期病院における新型コロナウイルス感染症アウトブレイクでのゾーニングの考え方」
   http://dcc.ncgm.go.jp/information/pdf/covid19_zoning_clue.pdf（2021年3月15日閲覧））

2) 国立感染研究所．「新型コロナウイルス感染症に対する感染管理」
   https://www.niid.go.jp/niid/images/epi/corona/2019nCoV-01-201002.pdf（2021年3月15日閲覧）

3) 厚生労働省．「感染症の予防及び感染症の患者に対する医療に関する法律における新型コロナウイルス感染症患者の退院及び就業制限の取扱いについて（一部改正）」
   https://www.mhlw.go.jp/content/000737649.pdf（2021年3月15日閲覧）

4) 国立感染研究所．「新型コロナウイルス感染症患者に対する積極的疫学調査実施要項」
   https://www.niid.go.jp/niid/images/epi/corona/2019nCoV-02-200529.pdf（2021年3月15日閲覧）

5) 一般社団法人 日本環境感染学会．「医療機関における新型コロナウイルス感染症への対応ガイド第3版」
   http://www.kankyokansen.org/uploads/uploads/files/jsipc/COVID-19_taioguide3.pdf（2021年3月15日閲覧）

6) 厚生労働省/経済産業省．「新型コロナウイルス感染症により亡くなられた方及びその疑いがある方の処置，搬送，葬儀，火葬等に関するガイドライン」
   https://www.zengokyo.or.jp/wp/wp-content/uploads/2020/07/d3126a9d4f1fd39682d7ec6e21c3c74e.pdf（2021年3月15日閲覧）

7) 厚生労働省．「医療機関における新型コロナウイルスに感染する危険のある寝具類の取扱いについて」
   https://www.mhlw.go.jp/content/000624961.pdf（2021年3月15日閲覧）

8) 厚生労働省．「新型コロナウイルス感染症が疑われる者等の診療に関する留意点について（その3）」
   https://www.mhlw.go.jp/content/000678575.pdf（2021年3月15日閲覧）

9) 厚生労働省．「医療施設等における感染拡大防止のための留意点 について その2」
   https://www.mhlw.go.jp/content/000685821.pdf（2021年3月15日閲覧）

10) 厚生労働省．「新型コロナウイルス感染症（COVID-19）診療の手引き・第3版」
    https://www.mhlw.go.jp/content/000668291.pdf（2021年3月15日閲覧）

11) 厚生労働省．「感染症の予防及び感染症の患者に対する医療に関する法律における新型コロナウイルス感染症患者及び無症状病原体保有者の退院の取扱いに関する質疑応答集（Q&A）の一部改正について」
    https://www.mhlw.go.jp/stf/seisakunitsuite/bunya/0000164708_00001.html（2021年3月15日閲覧）

12) 米国疾病予防管理センター（CDC）．「Interim Infection Prevention and Control Recommendations for Healthcare Personnel During the Coronavirus Disease 2019 (COVID-19) Pandemic」
    https://www.cdc.gov/coronavirus/2019-ncov/hcp/infection-control-recommendations.html（2021年3月15日閲覧）

13) 米国疾病予防管理センター（CDC）．「How COVID-19 Spreads」
    https://www.cdc.gov/coronavirus/2019-ncov/prevent-getting-sick/how-covid-spreads.html（2021年3月15日閲覧）

14) WHO．「Transmission of SARS-CoV-2: implications for infection prevention precautions」
    https://www.who.int/news-room/commentaries/detail/transmission-of-sars-cov-2-implications-for-infection-prevention-precautions（2021年3月15日閲覧）

15) Lancet「Stability of SARS-CoV-2 in different environmental conditions」
    https://www.thelancet.com/journals/lanmic/article/PIIS2666-5247(20)30003-3/fulltext（2021年3月15日閲覧）

個人防護具(PPE)の着脱

A PPE の選択

　COVID-19 の主な感染経路は飛沫感染と接触感染である．そのため，COVID-19 確定例，疑い例患者に接するときには標準予防策に加えて，飛沫予防策と接触予防策に対する個人防護具（personal protective equipment：PPE）として，手袋，ガウン，サージカルマスク，アイシールド（シールド付きマスクまたはゴーグル）の使用が必要となる．また，下気道検体採取や吸引，気管挿管時などのエアロゾル発生手技の際は，空気予防策に準じた対策として N95 マスクを選択する．これから行う処置を念頭に置いて PPE を正しく選択することが必要である．

　COVID-19 流行時は様々な PPE が不足している状況にあるが，職員を感染から守るためにも必要な場面には必要な PPE が使用できるように，適切な PPE の選択がより重要となってくる．PPE の状況は施設によって異なるため，各施設の状況や基準に従って防護具の選択を行う必要がある（表 1）．

表1　処置別の PPE の使用例

	手袋 →B-1) へ	サージカル マスク →B-2) へ	N95 マスク →B-3) へ	ガウン →B-4) へ	ゴーグル または フェイス シールド付 きマスク	キャップ
トリアージ，問診*1		○			△*2	
診察	○	○		○		△*3
エアロゾルが発生する手技	○		○	○	○	○
環境整備	○			○	○*4	
検体の取り扱い*5	○	○		○		△*3
一般患者の対応*6		○				

○：必ず使用する，△：状況により感染リスクが高くなる際に使用する
*1：患者とは離れた場所で重症度などの評価を行う
*2：患者との間にアクリル板などによるバリアがない場合に検討
*3：飛沫で髪の毛が汚染しそう，髪が長く処置中に触れる可能性がある場合に検討
*4：飛沫が飛ぶことが予測される場合
*5：COVID-19 患者から採取した血液や喀痰などの検査処理を行う場合
*6：患者と接しないエリアのすべての職員や受付の職員などを含む
（文献 1 より作成）

B PPE 別正しい着脱ポイント

　処置にあった PPE を正しく選択しても，隙間があるなど正しく装着できていないと，防御に破綻が生じるため，曝露し感染するリスクがある．また，PPE を脱ぐ際に正しく脱衣をしない

と汚染面に触れることで自分が曝露するばかりでなく，周囲の環境を汚染し，感染を拡大させるリスクも生じる．したがって，手袋やガウンなど個々のPPEの正しい着脱方法を日ごろから習得しておく必要がある．また，PPEは病室に入る前に装着し，退室時には廃棄し手指衛生を行うことが重要である．PPEを装着したまま病室の外に出てくることや，手袋などを装着したまま複数の患者や様々な環境(パソコン，PHSなど)に触れないように注意する．以下にPPE別の着脱ポイントを述べる．

1. 手袋

①手袋はこれから行う処置によって，手が汚染することが予測される場合に使用する．

②汚染した手袋のまま他の部位や環境に触れると汚染が広がるため，汚染時や作業内容が変わる時には手袋を交換する．

③手袋は手指衛生の代わりにはならない．また，手袋のピンホールや手袋を脱ぐ時の手技により手が少なからず汚染するため(図1)，手袋の着脱前後には必ず手指衛生を行う必要がある．

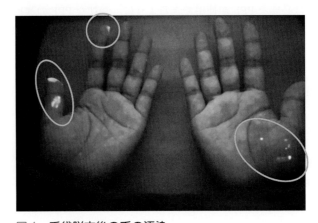

図1 手袋脱衣後の手の汚染
　蛍光塗料を汚染に見立てて塗った手袋を正しい手順で外した
あとの手の様子

【手袋の脱ぎ方】（図2）

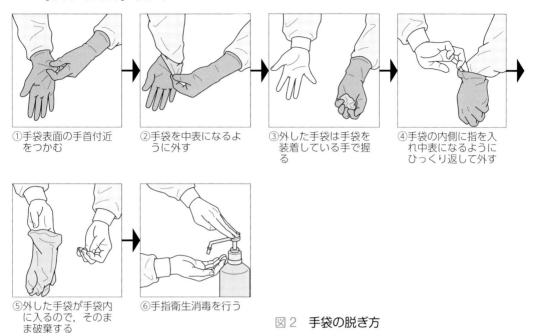

①手袋表面の手首付近をつかむ

②手袋を中表になるように外す

③外した手袋は手袋を装着している手で握る

④手袋の内側に指を入れ中表になるようにひっくり返して外す

⑤外した手袋が手袋内に入るので，そのまま破棄する

⑥手指衛生消毒を行う

図2　手袋の脱ぎ方

2. サージカルマスク

①咳や会話などで飛散した微生物を含む飛沫が粘膜，鼻粘膜，口に付着して感染するのを防ぐために装着する．

②病院で働くスタッフは BEF（細菌濾過効率）95％以上の不織布などの素材でできたサージカルマスクを使用することが望ましいが，患者やその介護者などは布素材のマスクでもよい．

③サージカルマスクの不足時における再利用の際には汚染や劣化に注意し，施設の基準に従って行う．洗濯による再利用は劣化するため避ける．

【装着のポイント】（図3）

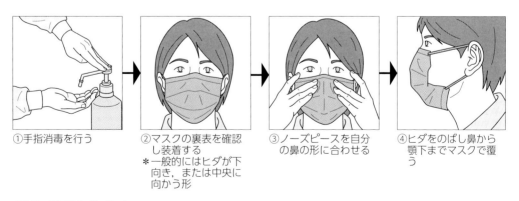

①手指消毒を行う

②マスクの裏表を確認し装着する
＊一般的にはヒダが下向き，または中央に向かう形

③ノーズピースを自分の鼻の形に合わせる

④ヒダをのばし鼻から顎下までマスクで覆う

図3　装着のポイント

【間違った装着例】（図4）

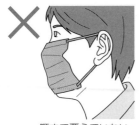
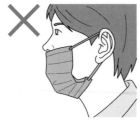
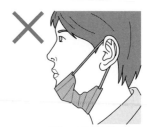

顎まで覆えていない　　　　　　鼻が出ている　　　　　　顎にマスクがある

図4　間違った装着例

3. N95マスク

①エアロゾル発生手技（気管挿管，抜管，気管内吸引，心肺蘇生，用手換気，気管支鏡検査，超音波ネブライザーの使用，NPPVの装着など）の際に装着する．

②複数の患者を診察する場合には継続して使用することが可能である．

③N95マスク不足時には，厚生労働省新型コロナウイルス感染症対策推進本部らの「N95マスクの例外的取扱いについて」[1]や，国立感染症研究所・国立際医療研究センター国際感染症センターの「新型コロナウイルス感染症に対する感染管理」[2]，一般社団法人職業感染制御研究会らの「新型コロナウイルス感染症対応における呼吸用防護具製品の適正使用に関する注意喚起」[3]を参照し，DS2マスク（日本の国家検定規格に合格した防塵マスク）などもN95マスクと同等に扱う．使用に際しては各施設で，定量式や定性式のフィットテストを行うなど製品に問題がないことを確認してから使用する．

④患者と接する前にフィットテストで漏れのない装着方法やマスクを知っておく必要がある．

⑤シールチェック（図5）はN95マスクを装着するたびに毎回行う．

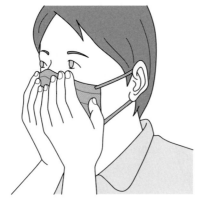

①前面を手で覆いマスク周囲から空気が漏れないか確認
②前面を覆ったまま強く息を吸うと吸うとマスクが吸い付くか確認

図5　シールチェックの方法

⑥N95マスクを再利用のために保管する場合には各施設の基準に沿って行う当院の例）

　(1)N95マスクの交換は1個/1日とする（一人1枚/日）

　　○1日の装着時間が合計1時間以内などの場合は1個/週とする

　　○不使用時は，ビニール袋などに入れてフルネームを記載し保管する（袋は適時交換する）

（2）マスクの汚染や破損があった場合には交換する（図6）

○気管挿管手技，吸引など，気道への侵襲的処置を行った場合

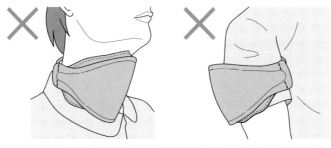

※マスク表面は
汚染している
可能性がある
ため，首や腕
に付けたまま
にしない．

図6　マスク表面は汚染している可能性があるため，首や腕に付けたままにしない

4．ガウン

①衣服に汚れや微生物が付着するのを防ぐために装着する．撥水性のある素材のガウンを使用する．

②手指衛生後に装着し，紐は必ず後ろまたは横で結ぶ（前面は汚染するため）

【一般的なガウンの脱衣の方法】（図7）

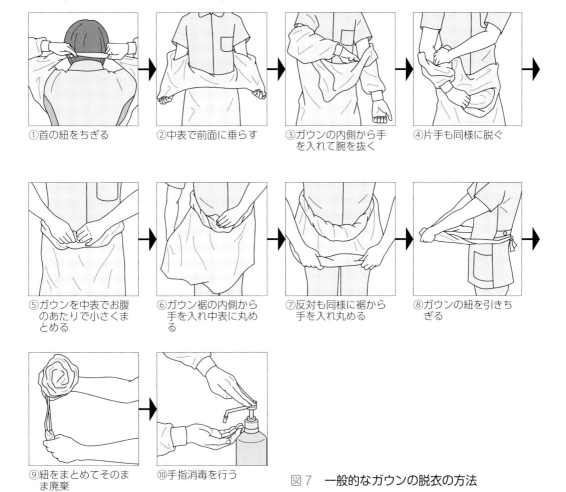

①首の紐をちぎる

②中表で前面に垂らす

③ガウンの内側から手を入れて腕を抜く

④片手も同様に脱ぐ

⑤ガウンを中表でお腹のあたりで小さくまとめる

⑥ガウン裾の内側から手を入れ中表に丸める

⑦反対も同様に裾から手を入れ丸める

⑧ガウンの紐を引きちぎる

⑨紐をまとめてそのまま廃棄

⑩手指消毒を行う

図7　一般的なガウンの脱衣の方法

1. 装着

　COVID-19 のようなパンデミックを起こし感染力や致死率の知見が不十分な感染症や，エボラ出血熱のような致死率の高い病原体に接する場合には，感染拡大を防ぐ目的や医療従事者自身の感染を防ぐために平時よりも厳重な PPE の着脱を行う必要がある．当院では WHO のガイドラインのように [5]，ケアなどの感染リスクに応じて二重手袋にすることや，脱衣時は特に曝露が起こりやすいため，手袋とガウンをいっしょに脱ぐ方法を採用している．メリットとしては手順が少なく，皮膚の露出が最小限となり，防護具表面の汚染部位に触れるリスクが少なくなることがあげられる．しかし，脱衣方法に慣れていない場合には，手袋がいっしょに脱げずに戸惑うことで曝露するリスクがあるといったデメリットがある．平時の脱衣方法でも注意することで十分に曝露は防ぐことができるため，よりスタッフが正確に着脱できる方法を施設ごと

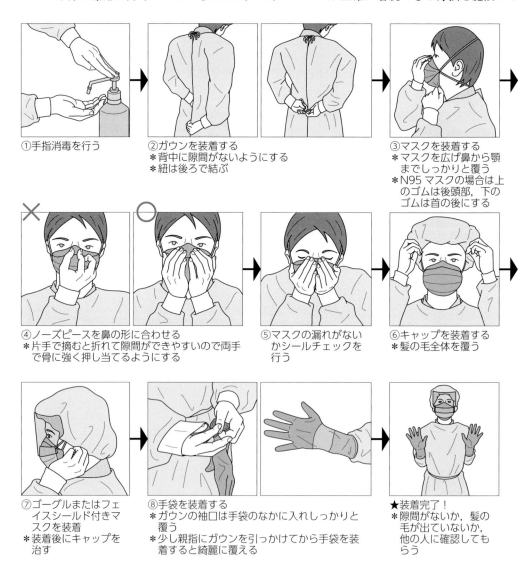

①手指消毒を行う

②ガウンを装着する
＊背中に隙間がないようにする
＊紐は後ろで結ぶ

③マスクを装着する
＊マスクを広げ鼻から顎までしっかりと覆う
＊N95 マスクの場合は上のゴムは後頭部，下のゴムは首の後にする

④ノーズピースを鼻の形に合わせる
＊片手で摘むと折れて隙間ができやすいので両手で骨に強く押し当てるようにする

⑤マスクの漏れがないかシールチェックを行う

⑥キャップを装着する
＊髪の毛全体を覆う

⑦ゴーグルまたはフェイスシールド付きマスクを装着
＊装着後にキャップを治す

⑧手袋を装着する
＊ガウンの袖口は手袋のなかに入れしっかりと覆う
＊少し親指にガウンを引っかけてから手袋を装着すると綺麗に覆える

★装着完了！
＊隙間がないか，髪の毛が出ていないか，他の人に確認してもらう

図8　装着

に検討し，十分に事前の着脱トレーニングを行うことが必要となる.
　①病室に入る前(PPE 装着エリア)で装着する(図 8)
　②ガウン→マスク(サージカルマスクまたは N95)→キャップ→ゴーグル→手袋の順で装着する.

2. 装着中
　①病室で行うケアに応じて手袋を二重に装着する(図 9). 必要なタイミングで外側の手袋を交換する.
　②同じ手袋のまま異なるケアを行ったり，色々な所に触れたりしないよう注意する.
　③交換時は図 2 の要領で交換する.

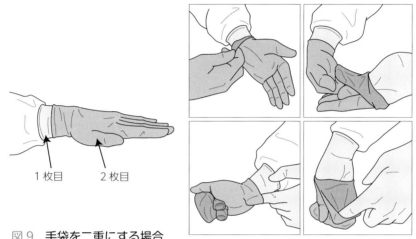

図 9　手袋を二重にする場合

1 枚目　　2 枚目

3. 脱衣 (図 10)
　①シールド付きマスク，キャップ，ガウン，手袋は病室内で脱衣，サージカルまたは N95 マスクは病室を出てから外す.
　②二重手袋の場合は，外側の手袋を図 2 の要領で外す.
　③ケアの際は二重に手袋を装着するため下の手袋の汚染は少なく，また，脱衣時の手の露出を最小限にするため，通常とは異なり手袋とガウンをいっしょに外す(慣れていないと曝露の原因になるため，難しければ一般的な脱衣方法をとってもよい).
　④PPE の表面は汚染していると考え，触れないように脱ぐ.
　⑤脱いでいる途中などで目や鼻に触れないように注意し，最後の手指衛生まで行う.

　PPE 着脱方法を身に着けることは感染の拡大を防ぐだけでなく，医療従事者を守ることにもつながる. したがって，COVID-19 感染症の対応にあたる前に感染対策担当の看護師などから PPE の正しい着脱の方法のレクチャーを受け，技術を習得することが重要である. また，焦ってしまうと着脱方法がわからなくなることもあるため，着脱する各場所に着脱方法の掲示をするなどの工夫を行うことも必要である(図 11).

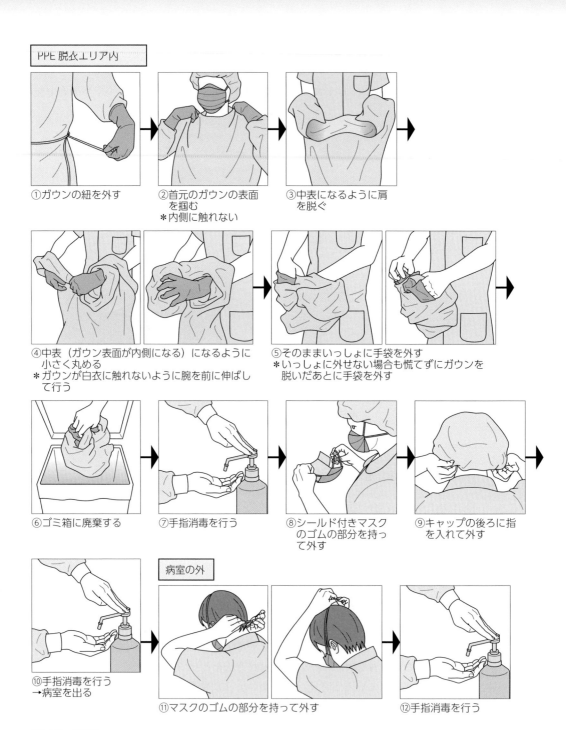

PPE 脱衣エリア内

①ガウンの紐を外す

②首元のガウンの表面を掴む
＊内側に触れない

③中表になるように肩を脱ぐ

④中表（ガウン表面が内側になる）になるように小さく丸める
＊ガウンが白衣に触れないように腕を前に伸ばして行う

⑤そのままいっしょに手袋を外す
＊いっしょに外せない場合も慌てずにガウンを脱いだあとに手袋を外す

⑥ゴミ箱に廃棄する

⑦手指消毒を行う

⑧シールド付きマスクのゴムの部分を持って外す

⑨キャップの後ろに指を入れて外す

⑩手指消毒を行う
→病室を出る

病室の外

⑪マスクのゴムの部分を持って外す

⑫手指消毒を行う

図 10　脱衣

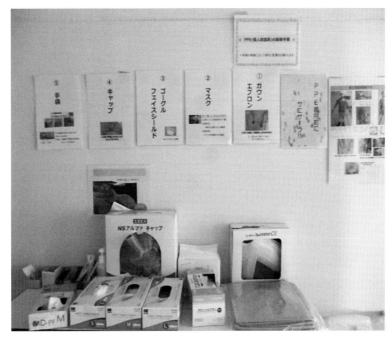

図 11 当院の着用スペース

文献

1) 厚生労働省新型コロナウイルス感染症対策推進本部ほか. N95 マスクの例外的取扱いについて. 2020 年 4 月 10 日
   https://www.mhlw.go.jp/content/000621007.pdf (2021 年 3 月 15 日閲覧)
2) 国立感染症研究所, 国立国際医療研究センター国際感染症センター. 新型コロナウイルス感染症に対する感染管理. 2020 年 10 月 2 日改訂
   https://www.niid.go.jp/niid/ja/diseases/ka/corona-virus/2019-ncov.html?start=10 (2021 年 3 月 15 日閲覧)
3) 一般社団法人職業感染制御研究会, 一般社団法人日本環境感染学会ほか. 新型コロナウイルス感染症対応における呼吸用防護具製品の適正使用に関する注意喚起. 2020 年 6 月 12 日
   http://www.kankyokansen.org/uploads/uploads/files/jsipc/COVID-19_kokyukibogogu-tekiseishiyo.pdf (2021 年 3 月 15 日閲覧)
4) 一般社団法人日本環境感染学会. 医療機関における新型コロナウイルス感染症への対応ガイド第 3 版. 2020 年 5 月 7 日
   http://www.kankyokansen.org/uploads/uploads/files/jsipc/COVID-19_taioguide3.pdf (2021 年 3 月 15 日閲覧)
5) WHO. Infection prevention and control of epidemic-and pandemic prone acute respiratory infections in health care　https://www.who.int/publications/i/item/infection-prevention-and-control-of-epidemic-and-pandemic-prone-acute-respiratory-infections-in-health-care (2021 年 3 月 15 日閲覧)

5 各部門における対応

a. 救急外来

　新型コロナウイルス感染症(COVID-19)流行時における救急診療，特に救急外来においては医療従事者の安全を守りつつ，救急外来が院内感染の入り口とならないように感染疑い患者を抽出・隔離(トリアージ)することが非常に重要である．当院の救急外来には救急搬送用の診療スペースに陰圧室が1室，一般外来の診療スペースに陰圧室が2室あるものの，感染症診療に特化した構造をしている訳ではない．現状の設備でいかに安全に多数の救急患者を診療していくかを救急科と感染症科，ICTで話し合いながらCOVID-19を考慮した救急外来での診療システムを構築した．このなかでも特にA救急外来来院時のトリアージ，B救急外来における感染防御，C検査によるCOVID-19スクリーニング，以上の3つについて重点を置いて対策を行った．

A 救急外来来院時のトリアージ

　当院は年間約11,000台の救急搬送を受け入れている救命救急センターであり，救急科では主に二次，三次の救急搬送患者と深夜の徒歩来院患者の診療を担当している．救急外来におけるCOVID-19疑い患者の抽出・隔離(トリアージ)で救急科が注意したことは，①症状，②接触歴，③生活背景，以上の3点に重点を置いて感染リスクを評価することである．主訴にかかわらず，救急外来を受診する患者全員に来院時点で上記3点を評価するためのチェックリスト(表1，図1)を用いてトリアージを行った．このチェックリストにひとつでもあてはまるものがあれば，次項B救急外来における感染防御を行って診療を行うこととしている．

表1　COVID-19チェックリスト
- □ 37.5℃以上の発熱
- □ 呼吸器症状・感冒症状
- □ 味覚・嗅覚の消失
- □ COVID-19患者との濃厚接触歴
- □ 同居人の発熱・呼吸器症状
- □ 2週間以内の海外渡航歴
- □ 海外帰国者との接触
- □ 2週間以内のイベント参加
- □ 繁華街・歓楽街への出入り

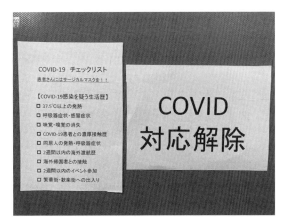

図1　実際のCOVID-19チェックリスト
　裏に「対応解除」という表記がされており対応解除の場合の表札として利用できるようになっている．

1. 症状

□37.5℃以上の発熱

□呼吸器症状・感冒症状

□味覚・嗅覚の消失

　発熱，呼吸器症状に加えて他の疾患ではあまり訴えのない「味覚・嗅覚の消失」をリストに加えている．発熱のカットオフ値について，徒歩受診の患者については病院全体のスクリーニングに合わせて37.0℃以上としているが，救急搬送される患者については37.5℃以上の発熱をカットオフとした．これは来院直後に医師自身がチェックリストにて感染リスクを評価できることに加えて，救急搬送の患者を37.0℃以上の発熱で感染疑いの扱いとすると，隔離診療スペースが限られていることから救急搬送患者の受け入れに支障をきたすからである．

2. 接触歴

□COVID-19患者との濃厚接触歴

□同居人の発熱・呼吸器症状

□2週間以内の海外渡航歴

□海外帰国者との接触

　COVID-19患者との接触歴は最も重視する項目のひとつである．特に濃厚接触と判断される場合には本人の他の症状がなくとも感染対策を怠らないようにする．また，家族・同居人から感染する頻度は高く，同居人の発熱・呼吸器症状なども来院時にチェックしておくことは重要である．

3. 生活背景

□2週間以内のイベント参加

□繁華街・歓楽街への出入り

　われわれがチェックリストを作成していくなかで最も重視した点のひとつがこの生活背景である．COVID-19の感染リスクのある生活歴については感染の発生状況に大きく左右され，常にアップデートしていくことが必要である．今回のCOVID-19においても当初は中国・武漢からの渡航者を限定してスクリーニング対象としていたが，徐々にその範囲が拡大していった経緯がある．また，クラスターが発生するような状況が判明するに従って大人数が一箇所に集まるイベントなどのチェックも必要となった．特に新宿区の繁華街で多数のクラスターが発生した際には，繁華街で働いている方々や客として出入りしている方々の拾い上げは非常に重要であった．

B 救急外来における感染防御

　救急外来で医療従事者がCOVID-19に感染しないために以下の対策を行った．

1. 診療スペース

　チェックリストにおいてチェックがつく患者は可能な限り救急外来にある陰圧室にて診療を行った．陰圧室が使用されている場合は，重症患者を蘇生する隔離されたスペースを使用した．入院時感染スクリーニングで感染が否定されるまでは感染疑いとしてPPE着用にて診療を継続

した．ただし，陰圧室や蘇生室での診療には限りがあるので，通常診療を継続していく状況においてはこういった疑い患者をいかに早急に感染否定するかがとても重要である．

使用後の陰圧室，個室は，PCR検査などで感染が否定されないまま退室となった場合は，部屋の空気が入れ替わるまでは部屋の使用を行わないようにし，アルコールなどでの消毒作業も行った．

徒歩にて来院される患者の待合についてはチェックリストに引っかかる患者とそうでない患者に分け，それぞれ院内に待機場所を設定してそこで待機してもらった．

2. 医療従事者の感染予防（図2）

まず，患者全員にサージカルマスクをさせることから開始した．流行当初はマスクが不足している状況もあったが患者からの飛沫を防ぐにはやはり患者にマスクを装着してもらうことが重要であると当初から考えていた．

また，救急外来で初期診療を行う者はエアロゾルによる被曝も考慮し，N95マスクを装着して診療を行うことを標準とした．救急外来においては急な症状の出現，たとえば強い咳き込みや嘔吐などを起こす患者が多く，また意識状態の安定していない患者がマスクを外して叫び出すなど突然エアロゾルが飛散するような事態が容易に想定されるからである．その他，PPEについてはチェックリストにて感染リスクがあると判断された場合には感染疑いとしてPPE着用を継続した．手指衛生をこまめに行うことはいうまでもない．

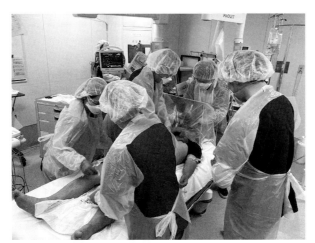

図2　COVID-19感染リスクの高い患者への診療対応中の様子

3. 気管挿管（図3）

エアロゾルが発生する処置・手技について，特に大量のエアロゾルに被曝する可能性の高い気管挿管については，厳重な感染管理が必要となる．COVID-19感染が確定している患者においてはPAPR（powered air-purifying respirator）着用にて気管挿管を行うこととしているが，救急外来においては感染リスク不明のまま気管挿管を施行しなければならない状況も多々あり，これらすべてに対して上記対策を行うことは現実的ではない．そこで通常のPPEに加えて図3

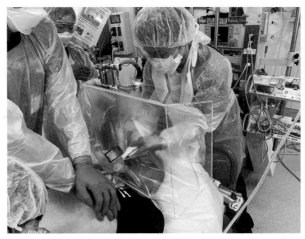

図3　気管挿管の様子
　飛沫飛散防止ボックスとビデオ喉頭鏡を用いて気管挿管を施行している.

のような飛沫飛散防止ボックスやビデオ喉頭鏡を用いて可能な限り筋弛緩下で気管挿管を施行することを標準とした. ただし, 飛沫飛散防止ボックスの有用性については現在様々な検討がなされているところではある[1,2].

4. 医療機器

　医療機器については可能な限り COVID-19 疑い患者に使用するものとそうでないものを分けて使用するようにしたが, 12誘導心電図など共用しなければならないものはビニールカバーをかけるなどして使用するようにした. また, 救急外来には気管挿管後の人工呼吸器を兼ねた麻酔器が2台常備されているが, COVID-19感染が否定されるまではこの使用を避け, 通常の人工呼吸器を使用することとした.

5. 書類

　診察室には持ち込まないように各部屋の入口に書類入れを設置し, そこに入れて書類を管理した. 同意書などは感染疑いの患者からはサインを取得することが困難(正確にはサインをした書類の扱いが困難)であるので口頭で同意を頂き, その旨カルテに記載するようにした.

6. PCR検査, 抗原検査の検体採取方法

　感染が疑われる患者ではもちろんであるが, 感染の蓋然性が低い患者においても PCR・抗原検査施行が必要な場合には PPE を着用して検体の採取を行っている.

7. 付き添い者の扱いについて

　通常であれば救急搬送時に患者の付き添いとして来られる方について, 可能な限り救急車に同乗せずその場で待機していただくこととし, 後から連絡を行う対応とした. それでも患者に付き添って来られ, チェックリストで隔離が必要な患者であった場合は患者と同じ診療室内で待機していただくこととした.

C 検査による COVID-19 スクリーニング

1. 外来診療のなかでのスクリーニング

　上記チェックリストにあてはまる患者すべてに COVID-19 を診断するための各種検査を行ったわけではない．病状として検査が必要と判断された場合，もしくは入院を要する場合に限って検査を施行している．特に状態が安定していることを条件として，繁華街から救急搬送となった患者(急性アルコール中毒，軽傷の外傷患者)などは，来院直後に比較的早く検査結果のでる迅速抗原検査にてスクリーニングを行った．

2. 救急外来から病棟へ入院する場合の COVID-19 スクリーニング(図 4)

　救急外来で診療のうえ，入院が必要となる患者においては COVID-19 感染の有無評価のためのスクリーニング検査を全員に施行した．これは比較的流行初期から発熱・呼吸器症状のない COVID-19 感染患者を経験してきたことによるものである．実際のフローは図 4 のような形となっている．

　救急外来からの入院患者すべてに COVID-19 感染の蓋然性の評価および胸部 CT を施行し，肺炎(肺野の透過性低下)の評価を行い，肺炎が認められなければ COVID-19 抗原検査を施行する．胸部 CT にて肺炎なし，かつ抗原検査陰性であれば一般病床への入院としている．また，胸部 CT にて何らかの肺炎像(新規透過性低下所見)があれば PCR 検査を施行する．流行初期においては PCR 検査の結果がすぐに判明しなかったため，病棟に疑い患者専用の入院病棟を設定し入院して PCR 検査の結果を待っていたが，最近は FilmArray®(ビオメリュー・ジャパン社製)という全自動遺伝子解析システムが導入され結果が早期に得られる(50 分程度)ことから疑い患

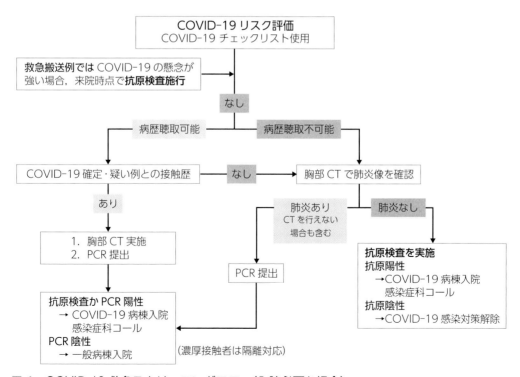

図 4　COVID-19 救急スクリーニングフロー(入院必要な場合)

者病床の必要性がほぼなくなった．さらに，FilmArray®のような迅速な核酸検査施行が拡大されれば，抗原検査で行っているスクリーニング部分にもこれを適応し，より精度の高いスクリーニングが施行できると考えられる．

3. 緊急手術，緊急内視鏡など侵襲的処置が必要な場合

緊急手術，緊急内視鏡，緊急血管内治療など至急で侵襲的処置が必要となる場合も上記入院患者と同様のスクリーニングを行っている．手術・処置までにCOVID-19感染が否定できなければ感染患者と同様の感染対策にて手術・処置を施行している．

D まとめ

COVID-19流行下おける救急外来での対応で特に求められることは来院時のトリアージ，医療従事者などの感染防御，および検査による感染スクリーニングの3点であると考える．周囲の感染状況によって必要となる内容も刻々と変化するため，常に臨機応変の対応が求められる．

文献
1) Canelli R, et al. Barrier Enclosure during Endotracheal Intubation. N Engl J Med 2020; **382**: 1957-1958.
2) Simpson JP, et al. Measurement of airborne particle exposure during simulated tracheal intubation using various proposed aerosol containment devices during the COVID-19 pandemic. Anesthesia 2020; 10.1111/anae.15227.

b．放射線診療部門

　本項では，特に緊急性の高いモダリティである，一般(単純)X線撮影(ポータブル撮影)，CT，および緊急IVRについて，COVID-19に対応した検査方法，感染対策上の注意点などについて述べる．MRI検査，核医学検査，放射線治療などはCOVID-19患者(疑診例を含む)を取り扱う頻度が比較的少ないモダリティであるが，原則的には同様の対策が必要となる．

A 一般(単純)X線撮影(ポータブル撮影)

1．概要
　多くの感染患者への対応をした今回の経験より以下に対策を述べる．

　COVID-19陽性患者(疑い症例を含む)におけるX線撮影は，ポータブル撮影を原則とする．ポータブル撮影装置が使用できない環境では，次項「B．CT撮影」に準じた対応とする．ポータブル撮影は，患者に直接カセッテを配置し，患者に触れながら位置調整をしなければならず，感染リスクが高い検査と考えられる．そのため，事前に防護具の着脱訓練を十分行い，感染リスク軽減に努めなければ対応できない．また，防護具の着脱に加えて装置の消毒手順を含めた対応策を検討しなければならない．

　人員は可能であれば2名での対応が望ましい．1名は汚染エリア内で直接患者と接し撮影を行う接触者，もう1名は清潔エリア内で接触者に対して，感染防止手順のダブルチェックや，撮影画像の確認などを行う非接触者とする．

　flat panel detector(FPD)を搭載したポータブル撮影装置が普及してきた現在，汚染エリア内で撮像画像の確認までできるようになっている．1名のオペレータでも十分に対応可能となるような撮像手順も日ごろから検討しておく必要がある．

　ポータブル撮影装置を汚染エリアと清潔エリアをまたいで移動させてしまうと，汚染を拡大することとなる．汚染を拡大しないよう，外来・病棟などにおける汚染エリアと清潔エリア，防護具などの物品置き場を事前に十分把握し，部門内で明確化することが重要である．また，可能であればCOVID-19専用ポータブル撮影装置を配置することも感染拡大防止として有効と考える．

2．検査手順
a．検査実施時 (図1)
　①ポータブル装置以外に必要となるデバイス(モバイルコンソール，FPDなど)をビニール袋で覆う．
　②汚染エリア内で消毒できるように，消毒物品を装置に配備する．
　③装置の接触箇所を事前に決め，接触を最小限に抑える．

b．検査終了時
　①撮影終了後，使用したデバイスをビニール袋から取り出し収納する．
　②汚染エリア内で二重に装着したアウター手袋を外し，インナー手袋の消毒を行う(「4．個人

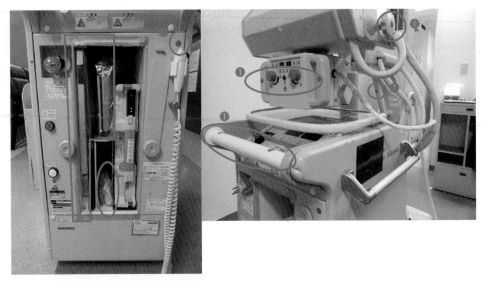

図1　ポータブル撮影における事前準備
①接触箇所を赤シールで明確化
②デバイスをビニールで覆う
③消毒物品の配備

　防護具(PPE)の着脱」参照).
③装置に配備した消毒物品で装置の清拭を行う.
④装置の消毒後,再度インナー手袋の消毒を行う.
⑤ガウン,インナー手袋を外し,手指消毒を行う.
⑥サージカルマスク付きフェイスシールドを外し,手指消毒を行う.
⑦医療用キャップを外し,手指消毒を行う.
⑧装置を汚染エリア内から清潔エリア内に移動させる.
⑨清潔エリア内で再度装置の清拭消毒を行う.

B CT撮影

1. 概要

　ほとんどの施設では,一般患者とCOVID-19陽性患者(疑い症例を含む)を同一検査室で検査を行わざるを得ない.したがって,オフピーク検査を原則とし,スタッフや非感染者との接触を防ぐために専用の患者導線を確保する必要がある.直接検査室へ案内するため,外来・病棟とCT検査室との連絡体制を徹底し,計画的にCT室へ案内する手順を事前に検討しておく必要がある.

　なお,CT室以外の放射線科内検査室への周知を徹底し,スタッフが誤って陽性患者と接触しないように配慮しなければならない.

　撮影に関しては,診療放射線技師2名配置を基本とし,検査室内で患者のポジショニングを行う接触者と,操作室内で機器を操作する非接触者の2名で対応し,汚染を拡大しないように対応する.

リネンは原則使用せず，最低限の物資で対応し，汚染物を最小限に抑える．1患者ごとに寝台は防護シーツで覆い，操作パネルは，ビニールなどで覆い汚染を防ぐ．酸素・吸引器を使用した場合は，チューブ類をすべて破棄する．

また，造影検査の場合は，事前にルートを確保して入室させ，CT検査室における滞在時間を極力抑えるようにする．検査が長時間に及ぶ場合は換気を行う．

2. 検査手順

a. 検査実施時 (図2)

①防護シーツでCT装置の寝台上を覆う．

②患者の転倒および転落のリスクに留意し，防護シーツで覆った寝台上に着座させる．

③検査に必要な説明(呼吸指示，被曝に関する説明など)を行う．

④ポジショニングを行い，検査を実施する．

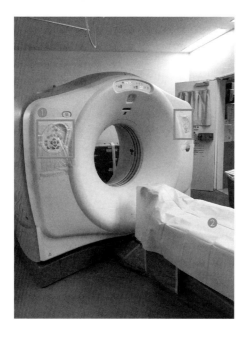

図2　X線CT室．患者受け入れ準備
①操作パネルをビニールで覆う
②寝台を防水シーツで覆う

b. 検査終了時

①患者の容態を観察し，寝台上に着座させる．

②担当医師または看護師と引き継ぎを行い，患者の容態に注意しながら退室させる．

③防護シーツ，使用した酸素チューブなどの破棄．

④二重に装着したアウター手袋を外し，インナー手袋の消毒を行う(「4. 個人防護具(PPE)の着脱」参照)．

⑤検査室内の接触した汚染箇所と曝露の可能性が高い場所(ガントリ内，寝台表面など)の清拭消毒を実施し，手指消毒を行う．

⑥ガウン，インナー手袋を外し，手指消毒を行う．

⑦サージカルマスク付きフェイスシールドを外し，手指消毒を行う．

⑧医療用キャップを外し，手指消毒を行う．

1. 概要

　IVRにおいては，通常の予定検査に関しては，PCR検査にて陰性を確認してから入室することとし，さらに入院中に外出・外泊をしていないこと，同病棟に陽性者が発生していないことを原則としている．しかし，救命的な要因も高いことから，緊急での治療を行う場合は，迅速PCR(フィルムアレイ)検査の結果が判明するまで，PCR陽性患者に準じた対応をとる．

　当院のIVR検査室では空調とファンフィルターユニットが設置してあり，空調が作動している状態では陽圧管理となっている．疑診例を含めてCOVID-19患者を対応する場合は，空調を止め，等圧管理下で対応している．検査から治療に移行することも考慮した患者滞在時間は，2～3時間に達する状況となるため，空気感染と同等の対応とし，検査終了後は換気率を考慮し2時間検査室を締め切り，換気したのち次の検査に対応する．

　複数のIVR検査室を保有している施設においては，通常の検査とCOVID-19患者の検査を同時に行わないほうが望ましい．しかし，時間的猶予がない場合は，患者同士が接触しないよう時間差を設けて対応する．また，一度検査室内に入室したストレッチャーやスタッフは，原則検査が終了するまで操作室・通路側に出ないこととする．

　当院では，術者2名，看護師1名，臨床工学士1名(循環器検査に限る)，診療放射線技師2名で対応しており，診療放射線技師1名は検査室の汚染エリア内で患者急変や装置トラブルなどの緊急時対応，また様々な補助業務にあたっている接触者，もう1名は操作室で接触者に対して，感染防止に対する手順のダブルチェックや，撮影画像の画像処理などを行っている．各施設においては，それぞれの役割や検査室設備などの状況により適切に汚染エリア，清潔エリアの人員配置を検討していただきたい．

a. 検査実施時（図3）

　①あらかじめ検査室を決め，必要な機材やデバイスを検査室へ配置しておく．

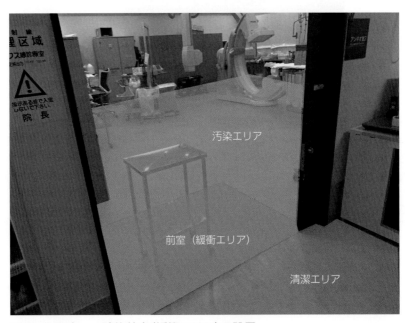

図3　IVR室．一時的前室(緩衝エリア)の設置

②室外へ出せる物品は外通路に出し，移動できないコンテナなどは，紙シーツを使用して養生しておく．

③術者は通常の防護衣に加えて，血液からの感染を考慮して足袋を装着する．

④物品の受けわたしなどのために，検査室内入り口にはテープを区画線として，一時的な前室（緩衝エリア）を設置する．その際，検査室入り口の開閉は最小限にする．

⑤血圧計やサチュレーションモニターなどのセンサーはすべてディスポーザブル品を使用する．

⑥人工呼吸器装着患者に関しては，COVID-19 専用に決められた人工呼吸器を使用する．

b. 検査終了時

①2 時間の締め切り換気を行ったあと，接触した箇所を塩素系除菌洗浄剤で清掃する．

②迅速 PCR 検査の結果，陽性が確定したら，感染廃棄物に含めてリネン物も廃棄とする．

③防護衣は，検査室内に設けた前室にて脱衣を行うが（「4. 個人防護具（PPE）の着脱」参照），N95 マスクのみ検査室を出てから外す．

　当部門では，2020 年 1 月末から 2020 年 6 月末まで COVID-19 対応件数は 1,976 人であったが，幸い院内感染者を出すことなくこれまで運営できている．

　最後に，検査の種類にかかわらず，常に環境整備に努めることと，部門ごとにスタッフを分けて対応させることが重要であり，万一，スタッフに感染者が出たとしても日ごろの感染対策に努めることで濃厚接触者を極力最小にし，通常の病院機能を維持することに努めなければならないことを付け加えさせていただく．

c. リハビリテーション部門

A COVID-19 症例に対するリハビリテーション治療

1. 必要な症例にはリハビリテーション治療を行う

COVID-19 症例は，呼吸機能障害をきたし，廃用症候群をきたしやすく，重症症例ではさらに様々な身体機能の低下を来す．もともと要介護の高齢者などが罹患する場合もあり，医学的リハビリテーションの適応となる入院症例が一定の割合で存在する．感染予防には配慮をしつつ，医学的適応に応じて，主治医，看護師と協力して，リハビリテーション医療を提供する．他科の症例と同様，コンサルテーションがあればリハビリテーション科医師が診察し，適応があれば疾患別リハビリテーションを処方している．ICU 早期リハビリテーションの対象ともしている．

個別訓練のほか，隔離のために心身の賦活機会の少ない生活となっているため，自主トレメニューの提供，病棟看護スタッフと患者で行う訓練内容の指導も積極的に行う．タブレットなどを用いた院内遠隔訓練指導については，環境・利用する患者の適応程度が揃えば実施可能と考えているが，実際には当院ではまだ導入していない．なお，腹臥位療法については体位交換の一環として病棟業務範囲となっている．

2. COVID-19 症例訓練時の感染予防対策

a. 基本方針

COVID-19 感染隔離症例(以下，C 症例)に対する病棟スタッフの対応に準じて，訓練はすべてベッドサイドで行い，PPE については，ケアを行う看護師同様としている(N95 マスク，目の防御(アイシールドまたはゴーグルまたはフェイスシールド)，長袖ガウン，二重手袋．物品の持ち込みや持ち出しについても，病棟ルールに従う．ベッドサイドまたは個室内訓練に限定されるため，訓練種目選択の工夫が必要である．

b. COVID-19 症例対応療法士ルール

PT・OT・ST 部門において，COVUD-19 対応療法士(以下，C 班)を決めている．PT は 19 名中 5 名(4 名＋ICU 担当 PT から 1 名)，OT は 7 名中 2 名，ST は 9 名中 3 名である．C 班メンバーは適宜交代している．リハビリテーション科医師については 1 名の専門医が主に COVID-19 症例を担当しているが，不在時や患者状況によっては他の医師も対応している．

C 班療法士は専従ではなく，C 症例以外の症例も担当するが，易感染性・免疫低下症例(処方医の判断による)や小児は担当せず，また代行訓練も原則的に行わない(C 症例が少なく，C 班療法士でも C 症例の訓練をしない時期にはルール変更)．なお，C 症例に対しては十分な感染管理対策を行って臨んでいるため，この対応は主に免疫低下などの症例の心理面への配慮を目的としたものである．なお，処方時にそうでなかった症例が免疫低下状態になった場合には担当変更も検討する．

COVID-19 対応の隔離が解除となった症例においては，その時点での院内ルールに従って感染予防対応を行い，C 班以外の療法士が担当することも可としている．

当院では土曜休日などに縮小規模での訓練を実施しているが，出勤者数が少ないため，C班メンバー不在のことがあり，その際にはC症例には訓練は実施していない．

c．COVID-19症例対応療法士のPPE

C班療法士は，病棟看護師同様のPPE装着で訓練を実施するが，貴重なPPE資源の適正使用の観点から，利用時間が短かった場合のN95マスクは再利用とし，ゴーグルも各人に支給し，保管用のバッグを1名にひとつ用意している．PPEの無駄を避けるため，訪室の時間調整はあらかじめナースと打ち合わせておくが，実際の訓練前，必ず「今から訓練可能かどうか」を部屋持ち看護師またはドア越しに本人に確認してからPPEを身に着けるようにしている．

d．COVID-19症例訓練時の物品

心拍・酸素飽和度の確認は不可欠であり，モニターが設置されていない部屋でも，酸素飽和度モニターが室内にあることを確認し，訓練ではそれを利用する．訓練用の物品などを持ち込む場合には消耗品または室内貸与保管を原則とするが，出し入れする小型機器(舌圧計の本体など)については，カバーリングをビニール袋などで行い，各回のカバー廃棄，本体の清拭消毒を確実に行う．室内に貸与した物品の返却時には病棟ルールによる消毒や清拭を受けている．

PPE装着後にはポケットのPHSやボールペンは使用できない．PHSは鳴っても受けない．あるいはあらかじめリハ科受付に預けて応対してもらうなどとする．サインが必要な場合には室内のボールペンを使用，または室内用にボールペンを持ち込むこととし，書類については病棟ルールによる対応をとっている．

B COVID-19感染予防対策とリハビリテーション部門の運営

1．院内感染症対策ルールの順守および感染管理対策部門との協力

スタンダードプレコーションおよびユニバーサルマスク，手洗い方法，手指衛生の5つのタイミング，PPEの脱着方法，あるいは対象症例における接触感染対策・飛沫感染対策を励行する．

常日ごろより，リハビリテーション科に特化した内容(感染部位の被覆の有無などによる訓練室使用ルールなど)については感染症対策室と協議して定めている．

ICTラウンドを受け，またスタッフに対する手洗い講習会・N95マスクフィットテストを，感染管理対策部門の協力を仰いで定期的に実施している．訓練室換気の励行を行い，そのための網戸工事なども施設課に依頼して実現した．空気清浄機・紫外線殺菌装置は使用していない．

2．飛沫・エアロゾル感染予防

無症状(発症前)COVID-19症例からの感染予防のため，全患者・職員においてユニバーサルマスキングの装着がルールとなっている．病棟からリハビリテーション室に来室した際にマスクを忘れている症例があるため，受付でわたすためのマスク(非医療用)を感染対策室の協力で用意している．リハスタッフからも患者に咳エチケットと手指衛生の徹底を指導している．

言語聴覚室および受付には，机の上に置く透明パーティションを用意している．言語聴覚室壁には車いす座位患者の顔面の高さに鏡を用意し，対面しないで訓練がしやすい環境としている．

スタンダートプレコーション内での，吸引時などの飛沫感染対策に加えて，呼吸リハビリテーションおよび嚥下リハビリテーションにおける飛沫やエアロゾル対策を取っている．すなわち，

エアロゾル発生の可能性のある訓練手技の実施の際(嚥下医学会診療指針第2版(2020年11月20日改訂)参照)には，療法士は，目の保護・N95マスク・手袋・ガウンの装着を可としているほか，訓練者が直接正面に立たない立ち位置の配慮，鏡などの利用，「吹き戻し」などの盲管への息の吹込みを励行している．なお，このような予防的な目の保護の場合には，患者に仰々しい感じを与えないように花粉症用メガネなどを使用している職員もいる．

科内での呼気ガス分析を伴う心肺運動負荷試験の実施は，感染蔓延状況に応じて，心臓リハ担当循環器科医師と相談している．嚥下内視鏡については，所定のPPE装着下で実施している．

3. 職員間感染防止

全員での科内会議は会議室ではなくより広いPT室で間隔をあけた立位で実施(そのために大スクリーンを用意)，その他の院内会議やカンファレンスのWEB参加を励行している．スタッフがWEB会議やWEBによる学会・研修会に出席しやすいようにPC環境を整備している．業者からの機器説明などについても，WEBの利用を励行している．

食事時の感染防止のために，休憩室以外(訓練室など)での昼食摂取を許可とし，また訓練室内のテーブルを対面式から1方向向きに配置変更している．

4. 職員健康管理

体温・症状チェック表を用意し，毎朝記載としている．体調不良者は出勤せず，科長＋士長＋主任＋感染管理看護師あてのメールで体調を報告し指示を仰ぐこととしている．体調不良者には出勤しないように指示するとともに，受診やPCR検査の実施指示，再出勤の基準などについては感染管理看護師の指示に従っている．

なお，家族の体調不良時，家族や知人が濃厚接触者になったりPCR陽性が判明した場合にも連絡を受け，感染管理看護師の指示を仰いでいるが，基本的には，スタッフは院内ではマスクを装着し手洗いなどの必要な感染予防対策を取っているとの前提条件での判断がなされ，本人が無症状であれば出勤となる．

5. スタッフのストレス回避

部門の運営のうえで，スタッフのストレス回避が重要である．責任者がコロナ対策本部会議および感染管理対策部門との連携を密にして，正確な情報を頻繁に提供すること，必要なPPEやアルコールなどが確保され職員が安心して使用できるように努めること，体調不良を申し出やすくするための呼びかけおよび体調不良者には安心して休んでもらうための配慮が必要である．混雑時の出勤の回避を希望するスタッフには勤務時間の弾力的運用も行っている．職員向け心のケア相談室の利用も紹介している．なお，C班は本人の立候補に基づく選定である(しかし，他の科内の診療班も立候補を原則としているため，C班のみ立候補ではない)．C班メンバーの対外的発表は積極的に支援している．

6. 患者のストレス回避および不利益への対策

隔離を受けるCOVID-19症例のみならず，患者全員が，この状況においてストレスや，面会の制限による不利益を被っている．手洗いやPPEの装着が不快な印象を与えないような配慮，マスクで口が見えないことによる非言語的コミュニケーションの低下を補うような対応を心がけている．家族や在宅関係者とは，電話・WEB会議(動画の利用を含む)などでのコミュニケー

ションを図っている.

文献

1) 日本理学療法士協会. 「コロナ禍で見直す, 感染予防の理論と実践」
https://www.youtube.com/playlist?list=PLjsjRuiCw8N0HG42YZ4O_4qatAL_q7Y8t（2021 年 3 月 15 日閲覧）

d. 臨床工学科

　COVID-19の原因であるSARS-CoV-2の感染経路は，主に呼吸器系からの飛沫感染と物を媒介した接触感染であるとされている[1]．対応する臨床工学技士は，生命維持管理装置の操作による治療への参加と自身が感染しないための防護対策はもちろんであるが，医療機器を媒介とした二次感染を防ぐことも重要なミッションである．今回のCOVID-19患者の受け入れの際に，臨床工学技士が対応した診療業務と医療機器管理における感染対策をまとめた．

A 特定感染症指定医療機関における臨床工学技士

　当院は，全国に4施設ある特定感染症指定医療機関であり，対応する病床数は4床と国内では最多のベッド数である．新興国における未知の感染症に対する備えを日常的に行っており，国際感染症センターの医師の指導のもと，臨床工学技士もPPEの装着トレーニングを受講し院内の認定を受けている．また，関西地方で特定感染症指定医療機関として指定されている，りんくう総合医療センターと合同でECMO導入を想定したシミュレーションを年1回のペースで開催している（図1）．

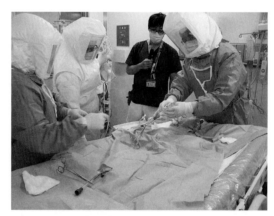

図1　りんくう病院との合同シミュレーション
PAPRを着用してECMO導入のシミュレーションを行っている様子．

B 医療機器の運用と感染管理

　COVID-19の原因であるSARS-CoV-2の感染経路については先述したとおり，触れた物を媒介とした接触感染と呼吸器系からのウイルスを含む分泌物がエアロゾル化することによる飛沫感染である．
　付着したウイルスは，金属やプラスチックなどの滑らかな表面では，2〜3日間は感染性を維

持する可能性があるとされ，2〜8時間とされているインフルエンザウイルスより，長期間である[2]．通常の医療機器でも装置内部の電源やCPUなどの基板に発生した熱を冷却するため外気を取り込むファンが設置されている．このファンには，防塵用フィルターしか装着されていないものがほとんどであり，外気とともにウイルスを含むエアロゾルを取り込むことで医療機器の内部が汚染するリスクが否定できない[3]．ICT（infective control team）との相談の結果，冷却ファンがなく，エアロゾルによる内部の汚染がない，または可能性の低い機器については，病室内から出す際に一度全体的に清拭し，前室などで消毒薬を使用してしっかりと清拭することとした．

医療機器の内部が汚染される可能性が高い医療機器については，冷却ファンなどに付着したウイルスの生存（PCR陽性）期間を考慮して，48時間の保管期間を設けることとした．陰圧がかかる病室が空いている場合には，後半の24時間は電源コンセントを接続し，ファンを回した状態で24時間稼働させ，より内部に空気が入り循環するよう対応を行った．ただし，内部の汚染については学術的なエビデンスがないため院内でも賛否両論あったが，最終的には非感染者で使用する医師や看護師からは好評であり，患者および家族に対して安心感を与えることは可能であった．

小型の機器はビニール袋に入れて口を閉じ，誰にでもわかるように「新型コロナ」と「入れた日付・時間」を袋の外に明記し，各病棟の機器回収場所で保管することとした．

人工呼吸器や人工透析装置といった大型医療機器など，ビニール袋には入らないものは本体の半分程度までしっかりとビニール袋で覆い，上記と同様に回収場所で保管することとした．

回収場所で保管されている医療機器はME室スタッフが回収し，ME室で整備・点検を行っている．医療機器の回収は，通常1日2回行っているが，COVID-19陽性患者に使用した医療機器は，これとは別に1日1回回収することとし，ビニール袋の外側も汚染されている可能性があることを想定して，移動の際にはPPEを着用し，平常時に結核患者に使用している専用エレベータを使用することとした．

また，陽性疑い患者や回復期患者を受け入れる病棟や救命救急センターでは，非感染者と病棟・病室を共用しなければならない状態になることから，返却する際は保管場所でCOVID-19陽性患者に使用した機器が，非感染者で使用した機器と混在しないよう注意喚起を行った．特に，陽性疑い患者で使用した医療機器については，検査結果が確定してから返却することを徹底して行った．

返却後は，ME室内での消毒薬による清拭を行うが，当日回収したすべての医療機器の処理が終わったあと，COVID-19陽性患者で使用した医療機器の清拭を行うこととし，清拭の際にはPPEの着用を義務付けた．当院では，医療機器の回収および清拭は，すべて業務委託を行っているが，COVID-19に対応するスタッフには，感染や消毒の知識のある者または，臨床工学技士の資格を持った者が行うよう企業に要請し，当院に派遣されている3名が対応することとした．

Ⓒ 人工呼吸器および回路仕様の選択と日常管理

当院では，挿管患者で使用する人工呼吸器は5社8機種を採用しており，そのうち一般病棟で使用している呼吸器は，Medtronic社製PB-840（10台）およびPB-980（20台）である．

通常，人工呼吸器には一定の圧力がかかった酸素と空気が必要であり，両方を病院設備であ

る医療ガス配管で使用する機種と，医療ガス配管には酸素だけを接続し，空気は外気を取り込み使用する機種がある．外気を取り込む機種は，大型のファンやコンプレッサーが装備されており，取り込む空気の清浄化を考慮して，HEPA フィルターなどが装着されているため，ウイルスなどが呼吸器の内部に侵入する可能性は低い．しかし，内部に発生した熱を冷却するためのファンはすべての呼吸器に設置されており，ここからの内部の汚染は否定できない．PB-840 は，酸素と空気を医療ガス配管に接続して使用する人工呼吸器であり，本体内部に発生する熱は，背面の金属により放熱することで冷却しており，外気を取り込むことがなく内部が汚染されるリスクがないため，特定感染症患者受け入れの際には，第一選択として使用している．

当院での人工呼吸器を運用・使用する方針として，
①人工呼吸器の回路を開放する回数を極力減らし，医療従事者への曝露機会を低減させること
②可能な限り医療機器の汚染を最小限に留めること
③治療に関与する医師・看護師に混乱が生じないよう，できるだけ通常業務で使用しているシステムを流用すること
以上 3 点を主軸とし，下記のとおりのシステムとした．
○使用機種：Medtronic 社製 PB-840（10 台）（不足の事態には，PB-980 を使用）
○呼吸回路：Fisher & Paykel 社製 Evaqua2（デュアル熱線付き）
○加温加湿器：Fisher & Paykel 社製 MR850 ＋ MR290 自動給水チャンバー

使用した機種に，Evaqua2 呼吸回路を併用することで，流動的な水分が回路内に溜まることがなく，特に呼気側回路の余分な水分を廃棄するための回路の開放が必要ないため，回路内を清浄に保つことが可能[4]で，2 週間ごとの呼気フィルターのみの交換，4 週間ごとの回路およびフィルターの交換を行うこととした．

使用する人工呼吸器の回路仕様については，日本呼吸療法医学会および日本臨床工学技士会が合同で作成したガイドライン[5]が発行されている．このなかでは，人工呼吸器回路について，人工鼻（HME）の使用が推奨されているが，当院では通常業務で使用している回路とダブルスタンダードになること，HME は毎日の交換が必須であり曝露機会が今よりも多くなること，ウイルス性肺炎は，人工呼吸器の使用日数が長期になることが予想され，加湿が徐々に足りなくなりチューブ閉塞の懸念があること[6]，などの理由から採用しなかった．

D ECMO 装置（extra-corporeal membrane oxygenation system）

当院で使用したシステムは以下のとおりである．
○使用機種：泉工医科工業社製 HCS-CFP
○使用回路：同社メラエクセライン回路 HP2 SOLAS
○カニューレ：NSH ヘパリン化カニューレ

ECMO 装置（図 2）は，病院内でも使用する診療科や使用機会が限定的で，保有台数が非常に少ない医療機器のひとつであり，COVID-19 治療専用として台数を確保することは困難である．また，臨床工学技士は，ECMO 導入に際して手技を行う医師とともに，患者のベッドサイドで長時間の作業が必要である．したがって，「非感染患者との装置の併用方法」と「PAPR およびタイベックを含めた PPE の装着手技と実際の作業」が重要である．

導入時に患者と血液に直接接触することがあるため，医師および臨床工学技士は PAPR とタ

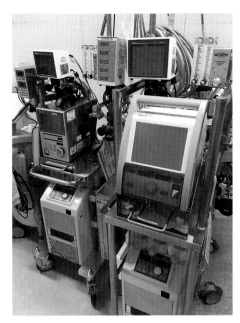

図2　当院で使用している ECMO 装置

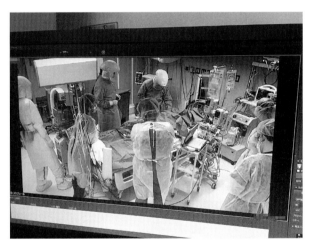

図3　スタッフルームの病室カメラ映像からみた ECMO
　　　導入の様子
　　　術衣を着て PAPR を装着している術者である医師2名，左で黄
　　　色いガウンと PAPR を着用している臨床工学技士.

イベックを装着する PPE(図3)で曝露対策を行うため，病室内で作業するスタッフは安易に出入りすることができなくなる．また，PAPR を装着すると視界が悪く，声でのコミュニケーションがほぼできないため，外部とのコミュニケーション方法を考慮する必要がある．当然，内部は自分の呼気と体温で蒸し暑いため，体力の消耗が激しく連続して作業を行うことはできない．ECMO に従事する医師・臨床工学技士・看護師は，こうした普段と違う環境で作業を行うことを前提に対応する必要があり，普段からのシミュレーションなどでの PPE の装着方法と実際に医療機器を操作するなどの作業を想定したトレーニングが必要である．

またCOVID-19では，ECMOが長期化する可能性が高いため，人工肺の結露対策が必要である．血液を酸素化するために人工肺へ送る空気（25℃くらい）と血液温（37℃くらい）との温度差により，人工肺内部に血液から蒸発してきた水蒸気が冷やされて水分として人工肺内に溜り，酸素化が時間経過とともに悪くなることがある．そのため，時間経過とともに定期的な結露の除去が必要になるが，この際に酸素を一時的に大量に流すことで水分を除去する方法が一般的である．しかし，人工肺の酸素の出口側の拭き取り検査から，少量ではあるがウイルスが確認されている．人工肺の酸素の出口側からウイルスを含んだエアロゾルが発生する可能性が示唆され注意が必要である．当院では，日常的に結露の除去が必要ないよう人工肺全体をビニールで覆い，温風式加温装置を使用して，酸素と血液の温度差が発生しない結露対策を行っている[7]（図4）．

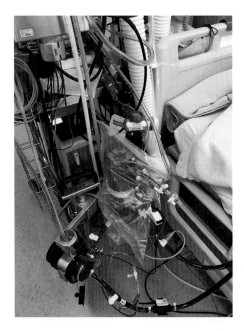

図4　人工肺に取り付けたビニールカバー
写真中央の白い蛇腹のホースから温風を送り込んでいる．密閉していないので下も横もスカスカ．

E 血液透析

中国・武漢での発生当初から慢性腎不全患者については，重症化しやすいとの報告があり[1]，維持透析患者の受け入れと急性期におけるCHDF（持続的血液濾過透析）の施行を想定し対応した．以下は，当院の血液透析およびCHDFの仕様である．
①出張HD装置および回路仕様
　○使用機種：日機装社製 DBB-100NX
　○RO装置：フレゼニウスケアジャパン社製 AquaUNO
　○ダイアライザー：旭化成社製 APS-SA
　○透析液：扶桑薬品キンダリー透析剤 AF2号 or 3号
②CHDF装置および回路仕様
　○使用機種：旭メディカル社製 ACT-Σ（図5）

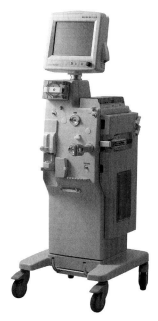

図 5　今回使用した ACH-Σ（写真はプラス）
提供元：旭化成メディカル(株)

　　○ダイアライザー：東レメディカル社製ヘモフィール SNV-1.0/1.3
　　○カテーテル：日本コヴィディエン社製 GentleCath ブラッドアクセス（硬度傾斜）
　　○透析液：ニプロ サブパック血液濾過用補充液 2020ml
　陽性患者が入院となった陰圧病棟の 40 床中 5 床および ICU の 10 床すべてに，透析を行うための水道設備が設置されている．透析室では，非感染者である維持透析患者への透析を行い，陽性患者は病室に透析装置本体と小型 RO 水装置を搬入し患者を移動せずに対応することで，通常診療と COVID-19 感染患者の対応を両立させた．血液透析については，大量の透析液を使用していることから，ダイアライザーを通過した透析廃液に，ウイルスが含まれる可能性があり，実際に測定した検査結果でも，廃液にウイルスが検出されている [8] ことから，ダイアライザーを通過した透析廃液の処分方法について，別途対応が必要なのではないかと議論された．これについては，日本感染環境学会から，HBV などの感染対策と同様にそのまま下水処理しても感染力がない状態まで希釈されるため，特別な対応は必要ないとの指針が出ており，当院でもこれを採用することとした [9]．しかし，CHDF の廃液については明確な処分方法についてのガイドラインはなく苦慮していたところ [10]，それ以前に廃液を処分する場所への搬送中に曝露する危険性があるとの ICT の指摘を受け，感染性廃棄物用の密閉容器に廃液を貯め，凝固剤により固形化し廃棄することで対応した．

F 感染対策以外の対応について

　今回の COVID-19 の流行で象徴的であったのは，世界各国のロックダウンとそれに伴う物流の停止であった．また，自国の感染対策を優先する場面もあり，ディスポーザブルの医療機器が不足する事態となった．特にその象徴が N 95 マスクである．われわれの施設でも，特に米国（呼吸器関連）やイタリア（人工心肺関連）などからの製品が不足する可能性があり，メーカーや

納品業者，病院契約係と連絡を密に取りながら対応する必要があった．

　想定外だったのが，国内メーカーである．国内メーカーであっても，製品の材料は中国からの輸入であったり，国内で作った材料をタイやフィリピンなどへ送り，現地で組み立てなどの製造工程を行っていたりする場合もあり，数の確保は可能なのに日本へ輸入する移動手段がない状態になった．実際に ECMO 装置で使用する回路は，上記に加え COVID-19 重症患者での使用数が増加したこともあり，不足した場合にはどの代替品が使用可能か具体的に考える状況になった．改めて，医療機器管理室など中央管理している医療機器に使用するディスポーザブル製品の物流について把握しておくことは，臨床工学技士として重要な業務であると感じた．

文献

1) Kutsuna S. Coronavirus disease 2019 (COVID-19): research progress and clinical practice. Glob Health Med 2020; **2**: 77-88.
2) Neeltje van Doremalen, et al. Aerosol and Surface Stability of SARS-Cov-2 as Compared with SARS-CoV-1. N Engl J Med 2020: NEJMc2004973.
3) 佐々木　亮ほか．多剤耐性アシネトバクター・バウマニ保菌者に用いた医療機器に対する消毒・管理方法の検討．医機学 2017; **87**: 574-580.
4) 筒井大輔．水蒸気浸透チューブを採用した RT340EVAQUA 呼吸回路の有用性について．日本臨床工学技士会会誌 2012; **46**: 47-54
5) 日本呼吸療法学会，日本臨床工学技士会．新型コロナウィルス肺炎患者に使用する人工呼吸器などの取り扱いについて―医療機器を介した感染を防止する観点から，Ver.2.2, 2020 年 4 月
　　https://www.jsicm.org/news/upload/COVID-19-ventilator-V2.2.pdf（2021 年 3 月 15 日閲覧）
6) 杉本　龍ほか．粘稠性の高い喀痰により挿管チューブ閉塞を来し，加湿器使用と腹臥位療法が有効であった重症 COVID-19 肺炎の 1 例．日本感染症学会，2020 年 5 月
　　https://www.kansensho.or.jp/uploads/files/topics/2019ncov/covid19_casereport_200519_3.pdf（2021 年 3 月 15 日閲覧）
7) 安野　誠ほか．PCPS の新たな結露対策について．Jpn J Extra-Corporeal Technology 2010; **37**: 436-439
8) Okuhama A, et al. Detection of SARS-CoV-2 in hemodialysis effluent of patient with COVID-19 pneumonia, Japan. Emerg Infect Dis 2020. July
　　https://wwwnc.cdc.gov/eid/article/26/11/20-1956_article（2021 年 3 月 15 日閲覧）
9) 日本環境感染学会．医療機関における新型コロナウィルス感染症への対応ガイド，第 3 版，2020 年 4 月
　　http://www.kankyokansen.org/uploads/uploads/files/jsipc/COVID-19_taioguide3.pdf（2021 年 3 月 15 日閲覧）
10) Katagiri D, et al. Continuous Renal Replacement Therapy for a Patient with Severe COVID-19. Blood Purif, 2020. Jun
　　https://www.ncbi.nlm.nih.gov/pmc/articles/PMC7360495/（2021 年 3 月 15 日閲覧）

e. 手術部門

手術室を運営するうえでの感染対策としては，以下の3つが求められる．

①COVID-19感染を持ち込まないこと

②スタッフから感染者を出さないこと

③感染症例の手術対応

手術室で新型コロナウイルス感染症(COVID-19)感染が生じると，スタッフの隔離や手術延期が必要となり，病院に与える損害は計り知れない．当センター手術室においては，①〜③のために様々な取り組みと感染状況に応じた手術前感染スクリーニングを行ってきた[1,2]．最終的には手術室で行われる全手術症例の感染スクリーニングを行い，2020年12月の時点で幸いにもCOVID-19の持ち込みゼロを達成できている．また，感染陽性症例に対してもシミュレーションを行ったうえで，必要な症例に対し手術を施行している．今回，2020年12月までの手術部門におけるCOVID-19の対策のひとつとしての手術前感染スクリーニングを中心に報告する．

A 手術室における取り組み

手術室における取り組みを示す(表1)．2020年の第1波の時点では術前の発熱や呼吸器症状がある症例の対応が問題となった．その判断は，主治医だけでの対応では不十分であり，病棟看護師，担当医，手術室，麻酔科医などの多職種で確認できるように，手術室チェックリストを作成した(図1)[2]．チェックリストの作成は現在でも行われ，治療内視鏡や血管造影などにも運用している．特に体温に関しては当日の朝に記載し，手術室の入室直前まで発熱に対する意識を持つようにしている．

表1　手術室における取り組み

○環境整備（スタッフの体温測定や体調チェック，物品在庫の確認）
○COVID-19チェックリストの作成
○感染手術のシミュレーション
　・動線の確認
　・防護具（PPE：personal protective equipment，PAPR：powered air purifying respirator）の準備と装着練習
　・ゾーニング
○全手術症例のPCR検査の導入
○陽性あるいは疑い症例での陰圧室の使用
○麻酔方法の変更
○鏡視下手術における0.01 μm ULPA filterを有するAirSeal® の使用

NCGM COVID-19感染　チェックリスト

患者氏名＿＿＿＿＿＿＿　ID:＿＿＿＿＿＿＿　年齢＿＿＿　性別＿＿＿　病棟＿＿＿＿＿

手術術式，検査名＿＿＿＿＿＿＿＿＿＿＿＿＿＿＿＿＿＿＿＿＿＿＿＿＿＿＿＿＿＿＿

手術内容（○）　待機＿＿＿＿＿＿＿＿　緊急＿＿＿＿＿　その他＿＿＿＿＿＿＿

手術日＿＿＿＿＿年＿＿月＿＿日　診療科＿＿＿＿＿＿＿＿＿＿＿＿＿

1．出棟時所見（看護師）　チェック（○）

	あり	なし	該当項目に（○）をつける
前日まで			海外からの帰国した人と濃厚接触歴がありますか？（2m以内の会話や食事など）
前日まで			過去14日以内の海外渡航歴がありますか？
前日まで			過去14日以内の屋内で50人以上のイベントに参加したことがありますか？
前日まで			同居する人の発熱や咳の症状がありますか．自宅隔離を要請されていますか？
当日			体温が37.5℃以上ありますか？
当日			呼吸器症状がありますか？（咳嗽，痰，咽頭痛など）
当日			味覚，嗅覚異常がありますか？
			その他　（　　　　　　　　　　　　　　　　　　　　　　　　　）

2．肺炎像の有無（診療科医師）　チェック（○）

チェック	肺炎	所見	検査日
	なし		
	あり		

3．前日までの発熱や呼吸器症状の原因検索がされていますか？　（　）はい（　）いいえ

4．PCR検査（診療科医師）　チェック（○）

チェック	PCR検査	PCR所見	検査日
	なし		
	あり		

5．感染症内科に相談（診療科医師）　チェック（○）

チェック	感染症内科に相談	相談内容	その他
	なし		
	あり		

最終COVID-19対応（○）（診療科医師）

陰性＿＿＿＿＿疑い＿＿＿＿＿陽性＿＿＿

		サイン	氏名
1	病棟看護師		
2	診療科医師		
3	手術室看護師		
4	麻酔科医師		
5	他		

図1　国立国際医療研究センター（NCGM）COVID-19感染チェックリスト

B 全手術症例の PCR 検査の導入

関係する部門(手術室,検査部,感染対策チーム,看護部,事務)において定期的なミーティングを行い,状況の変化に対応したスクリーニング検査を導入してきた.

1. スクリーニングの種類

当初は臨床所見で COVID-19 感染が疑われる症例に対して PCR 検査を行ってきたが,感染の遷延により症状のない COVID-19 陽性例が混じることがわかってきた. PCR の結果は当日に出ないので,緊急手術では迅速検査(抗原検査やフィルムアレイ)を導入していたが,試薬数の限りがあった. しかしながら徐々に検査試薬の補充がなされるようになり,フィルムアレイを中心とした迅速検査を積極的に行えるようになった. 表2に各種検査の特徴を提示する.

表2 COVID-19 検査の種類

種類	対象	受付時間	結果判明
1) 院内 PCR 検査 (COBAS6800)	待機手術	平日 16 時,土日 10 時	検査翌日夕方
2) フィルムアレイ	緊急,臨時手術症例など	24 時間	約 1 時間後

2. 検査の流れ

2020 年 12 月の時点での手術・分娩の検査フローを提示する(図2,図3). 手術には待機,臨時,緊急,分娩などいろいろなパターンがある. 大切なことは手術にかかわるすべてのスタッフが理解しやすいようにした. 少しでも COVID-19 感染を疑う症例は,感染症内科医への相談ができるようフローとした.

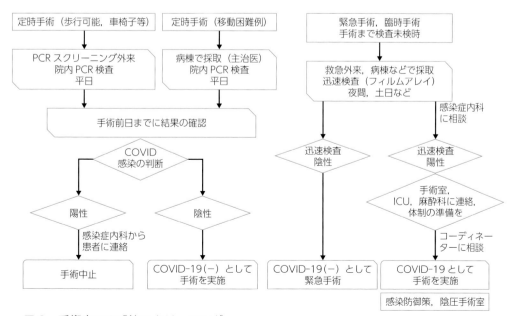

図2 手術室での感染スクリーニング

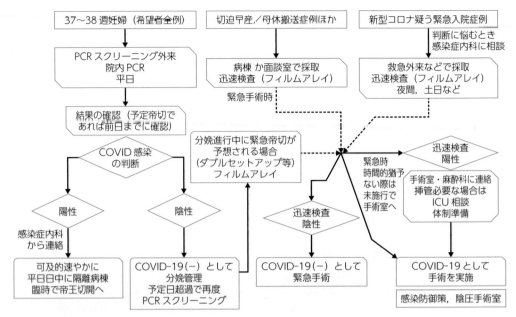

図3　分娩における感染スクリーニングフロー（産科）

3. 対象

　4月当初は臨床所見やチェックリストから感染の選別を行っていたが，さらなる感染の拡大により，待機手術全症例の術前 PCR 検査を導入した．緊急・臨時症例は，蓋然性がなければ，迅速検査を行いつつ，術中に検査結果を受け取ることにした．しかしながら，8月ころからは蓋然性のない症例でも COVID-19 陽性例が出現するようになり，超緊急手術（出血事象や外傷など）を除き，手術入室前にすべての結果を出すというコンセプトをもとに手術症例に対する感染フローチャートを変更した．

4. 検査のタイミング

　PCR 検査の日時に関しては，手術や検査の1週間前を推奨とした．多くは外来レベルで検査が行われ，検査結果が判明してからの入院となるので，院内への感染持ち込みが防ぐことができる利点がある．一方，検査後の不必要な外出により，感染する可能性も否定できないため，検査後の外出は控えるように指示した．

5. 採取方法

　検体は鼻咽頭あるいは鼻前庭の拭い液を採取している．検体採取場所に関しては，普段使用していない部屋を平日の PCR 検体採取室として利用した．時間外や緊急症例は主治医が行うこととし，検体採取一式をセット化したり，アクリル板のカバーをしながら容易に検体採取できることにした[3]．

6. 検査方法やフローの進化

　検査内容の進歩により，より短時間での結果が出るようになってきた．PCR 検査に関して，院外の外注検査から開始し，新規機器購入などにより院内検査が可能となった．さらに緊急症

例は迅速検査(抗原検査やフィルムアレイ法)も導入し，短時間(1時間程度)で結果が出るようにまで改善された．しかしながら迅速検査の費用は通常の PCR 検査に比してコストがかるので，手術が想定されるようなときは PCR 検査を早めに行っておくことも重要である．

7. 注意すべき点

検査結果がすべてではないことに注意をする必要がある．市中感染が増加する状況になると，術前症例にも PCR 陽性者が増える傾向がある．また，抗原検査が陰性でも，PCR 検査が陽性になる症例や，1週間前の PCR 検査で陰性でも，直前に臨床所見(咽頭痛など)があると PCR が陽性になる症例も経験している．PCR 検査結果だけに頼らず，直前まで多職種によるチェックリストをもとにした注意が必要である．

8. 結果

2020年12月末までに手術室スタッフからの感染例は認めなかった．PCR スクリーニング検査では，4,335件中8例の陽性例を認めたが，幸いにもすべて術前に判明し，陽性症例の持ち込みはなかった．術後に新たに感染が判明した症例も認めなかった．陽性1例は，PAPR(powered air purifying respirator)を装着して脊椎麻酔下での手術を行った．発熱や呼吸器症状など，感染が否定できない緊急手術8例は，迅速検査の結果が判明しなかったが，手術中に陰性を確認して，一般病室に帰室することが可能であった．

C 手術室のゾーニング

1. フェーズ1

フェーズ1においては陰圧手術室(図4では OR10)を対応手術として確保する．同時に陰圧手術室で陽性患者を受け入れたあとに，陽性疑い患者を受け入れる場合や，空気感染予防対策が必要な感染症患者と COVID-19 感染患者を同日に受け入れる場合などに備えて陽圧手術室(図4では OR11)を確保しておく．OR10，OR11 ともに使用する場合はビニールカーテンにてゾーニングする．

2. フェーズ3

院内フェーズが最高度の3へ移行した場合は図5のようにゾーニングし，術前検査にて陰性が確認された予定・臨時・緊急手術患者は陰性ゾーンにて手術を受け入れる．ただし，陽性患者・陽性疑い患者が陽性ゾーンを使用していない状況であれば，カーテンは引かず通り抜けに活用することは可能とする．

3. ビニールカーテンによるゾーニング

ビニールカーテンによる陽圧区域のゾーニングは天井に設置してある空調を考慮して設置する必要がある．陽圧エリアで吸気口と呼気口の間に簡易カーテンを設置することで，ドアからもれた空気などが陽圧エリアの COIVD 陰性ゾーンに広がることなく吸引される．手術室の陽圧エリアおいてもゾーニングが可能となる(図6)．

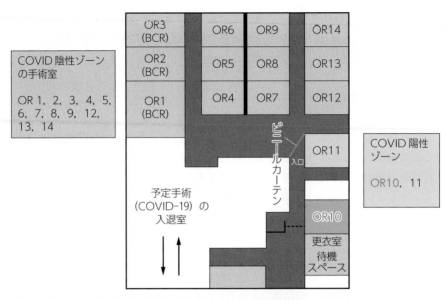

図4 フェーズ1のCOVID-19対応のための手術室ゾーニング

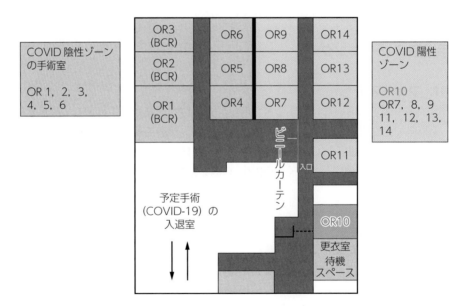

図5 フェーズ3のCOVID-19対応のための手術室ゾーニング

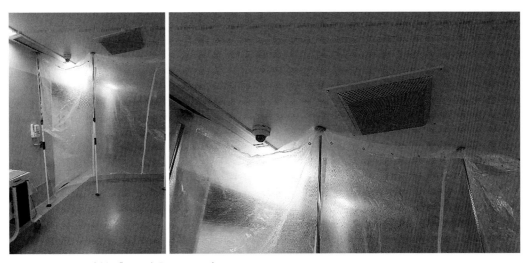

図6 COVID 陰性ゾーン(陽圧エリア)
　吸気口と呼気口の間に簡易カーテンを設置する．COVID 陰性ゾーン(陽圧エリア)に呼気口があるためカーテンが COVID 陽性ゾーン方向に吸引され膨らんでいる．

D 室内のゾーニング

1. 汚染区域緩衝エリアの設置 (図7)

前室にビニールテープにて区域分けを行い明示することで視覚的にわかりやすくする

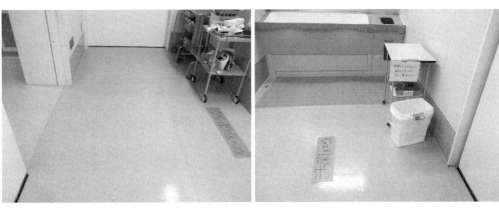

図7 陰圧手術室の前室エリア

2. COVID-19 物品カート（図8）

使用持ち込み最小限でパック化（図9）.

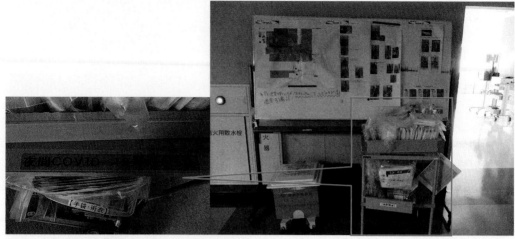

図8　COVID-19 物品カート

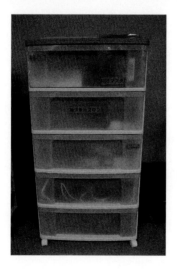

図9　感染予防対応物品はひとつのカートにまとめておく

夜間・休日時は限られたスタッフでの対応となるため，準備物品を持ちこむためにチャック式のビニール袋に入れておき，未使用の場合ルビスタで清拭し次症例で使用可能な管理とする.

E アクションカードの活用

感染状況の長期化により，オリエンテーションから時間がたつことによりスタッフのマニュアル内容の認知状況には差が出てくる．安全に手術を実施するためにアクションカード（図10）を活用し，与えられた役割を自立して遂行できる状況を整えておく必要がある．

COVID-19 陽性患者対応 〈部屋作り・準備〉

- □ 必ず使用する物以外は外に出す（室内に残った未使用品は破棄となる）
- □ 感染カートを指定場所に設置する
- □ ゴミ箱を指定場所に設置する（前室）
- □ 感染カート上の POP を自動ドアに掲示する（黒い背景のもの）
- □ ドアは自動のままにする（接触防止策）
- □ 生体モニターコードをディスポに変える
- □ 区域分けを情報共有する

COVID-19 陽性患者対応 〈器械出し準備〉

- □ 室内にて準備する
- □ 準備物品は選別して室内に用意する（室内の未使用品は破棄となる）

COVID-19 陽性患者対応 〈連絡先など〉

- □ 手術室師長，当直師長，ICU 師長，HCU 師長，5W 看護師
- □ 手術室担当放射線技師，手術室薬剤師，立ち会い業者，ME
- □ SPD，ステリスタッフ
- □ 入室時間を連絡する
- □ 退室前に退室することを連絡する
- □ エレベータホール・自動ドアに案内を掲示する

COVID-19 陽性患者対応 〈麻酔科準備〉

- □ 予防衣の着衣状況について看護師が確認する（バイト医の場合）
- □ 麻薬を含め薬剤は選別して持ち込む（室内の薬剤は全て破棄となる）
- □ 麻酔カートの中身も選別して持ち込む（術後破棄）
- □ 使用前・後に看護師と薬剤のダブルチェックをする
- □ 麻薬は返却しない

図10　アクションカード

F PPE について

1. 外科医師

＜物品＞（図11）

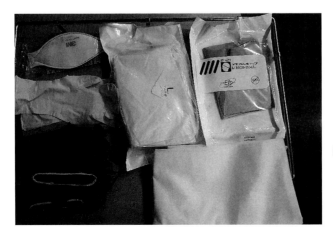

図11　物品
- ・アイソレーションガウン
- ・マスク付きガウン
- ・頭巾
- ・グローブ　ロング・ノーマル
- ・N95 マスク

<準備>（図12）

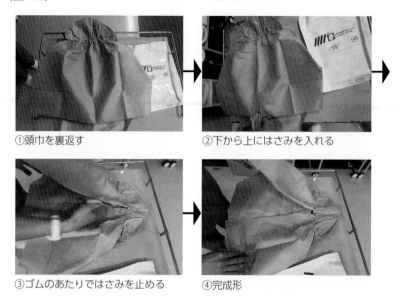

①頭巾を裏返す　②下から上にはさみを入れる

③ゴムのあたりではさみを止める　④完成形

図12　準備

<着用手順>（図13）

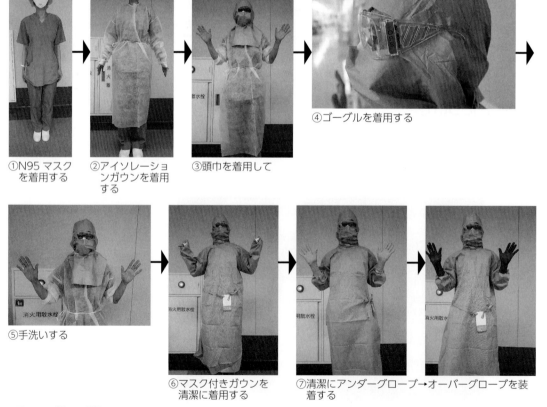

①N95マスクを着用する　②アイソレーションガウンを着用する　③頭巾を着用して　④ゴーグルを着用する

⑤手洗いする　⑥マスク付きガウンを清潔に着用する　⑦清潔にアンダーグローブ→オーバーグローブを装着する

図13　着用手順

＜脱衣手順＞―手術室内にて(図14)

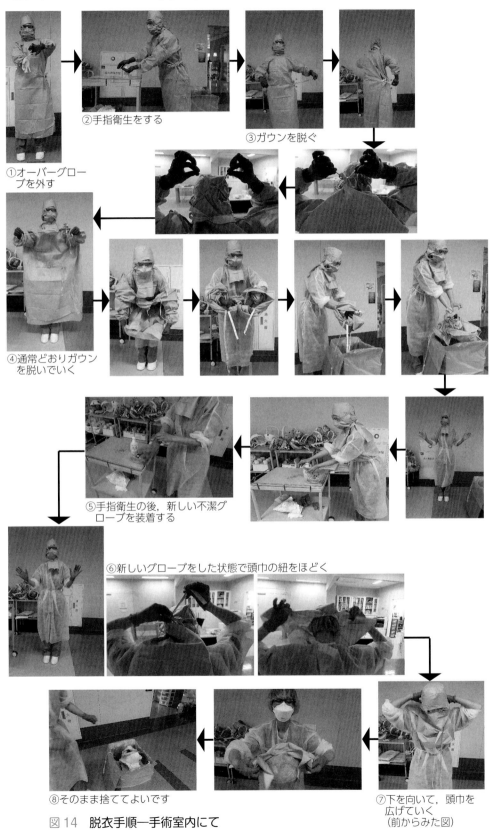

①オーバーグロー
　ブを外す

②手指衛生をする

③ガウンを脱ぐ

④通常どおりガウン
　を脱いでいく

⑤手指衛生の後，新しい不潔グ
　ローブを装着する

⑥新しいグローブをした状態で頭巾の紐をほどく

⑧そのまま捨ててよいです

⑦下を向いて，頭巾を
　広げていく
　(前からみた図)

図14　脱衣手順―手術室内にて

<脱衣手順>─緩衝エリアにて（図15）

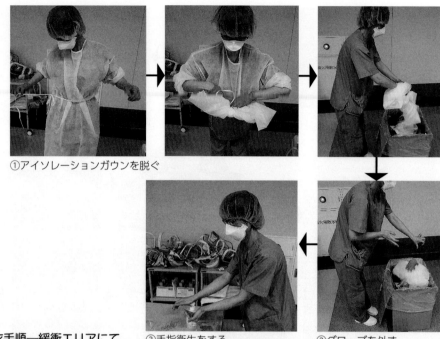

①アイソレーションガウンを脱ぐ

③手指衛生をする

②グローブを外す

図15　脱衣手順─緩衝エリアにて

2. 麻酔科医師（図16）

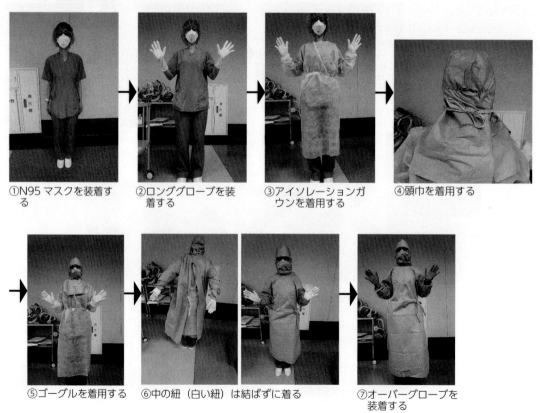

①N95マスクを装着する

②ロンググローブを装着する

③アイソレーションガウンを着用する

④頭巾を着用する

⑤ゴーグルを着用する

⑥中の紐（白い紐）は結ばずに着る

⑦オーバーグローブを装着する

図16　着衣手順─手術室にて

＜脱衣手順＞—手術室内にて（図 17）

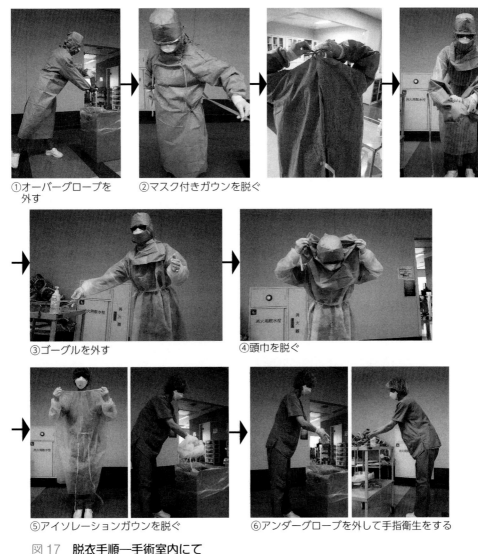

①オーバーグローブを外す　②マスク付きガウンを脱ぐ

③ゴーグルを外す　④頭巾を脱ぐ

⑤アイソレーションガウンを脱ぐ　⑥アンダーグローブを外して手指衛生をする

図 17　脱衣手順—手術室内にて

3. 直接介助看護師

外科医師と同様.

4. 間接介助看護師

麻酔科医師と同様.

文献
1) 新型コロナウイルス陽性および疑い患者に対する外科手術に関する提言（改訂版）
　　https://www.jssoc.or.jp/aboutus/coronavirus/info20200402.html（2021 年 3 月 15 日閲覧）
2) 国立国際医療研究センター　新型コロナウィルス感染症（COVID-19）について
　　https://www.ncgm.go.jp/covid19.html（2021 年 3 月 15 日閲覧）
3) 新型コロナウイルス感染症（COVID-19）に対する当院の対応
　　http://www.hosp.ncgm.go.jp/subject/010/operationg/index.html（2021 年 3 月 15 日閲覧）

f. 内視鏡部門

Ａ 2020年の内視鏡部門の対策の推移

2月～：ゴーグル・ヘアキャップを含めた標準予防策を徹底し，ゾーニングを確認.

第1波到来期の4月初旬～：APSDE-COVID statements の FTOCC（F：fever，T：travel history，O：occupational exposure，C：contact history，C：clustering）を基盤にした問診聴取を開始し，内視鏡部門マニュアルを作製.

第1波ピークの4月中旬～：内視鏡診療全例で N95 マスクを着用.

6月～：外科手術と緊急・入院内視鏡（ハイリスク症例や高齢者など）の全例 PCR を導入.

第2波出現の8月～：市中スポット陽性例が 20～30% と上昇し，臨床所見や画像診断では蓋然性の判定が不能な陽性例が現れ始めたため，緊急内視鏡前に迅速 PCR を実施できる体制を構築し，現在にいたる.

Ｂ 適応判断

1. 一般内視鏡診療における適応判断

流行期においても，N95 マスクを含む個人防護具と手指衛生剤が整備される限り，従来どおりの適応で制限なし. むしろ感染症指定病院として，積極的に必要患者を受け入れる. 万が一，個人防護具などが枯渇した場合は，トリアージを行い，待機可能症例は整備されるまで延期を検討する.

2. COVID-19 確定患者における適応判断

内視鏡診療を行うことによって生命予後や病状を改善することが期待される緊急性を要する場合は，遅滞なく計画し実施する.

例）輸血や PPI などの薬物療法に反応しない進行性の消化管出血，ERCP による治療が必要な胆管炎，消化管狭窄に対する内視鏡的解除，PTP 包装誤飲を含む消化管異物除去など.

3. COVID-19 からの回復患者における適応判断

原則として退院後・宿泊療養もしくは自宅療養解除後28日間は，内視鏡診療は見合わせる. つまり，「PCR で陰性確認済みの場合は2回目の陰性確認日を0日として」あるいは「退院日を0日として」，28週間は原則として真の緊急内視鏡以外は行わない.

Ｃ 内視鏡当日の検温と FTOCC 問診票聴取

2020年4月初旬から，内視鏡当日の検温（非接触型体温計を使用）と FTOCC 問診票（図1）によるスクリーニングを継続して実施している. 市中の感染流行期においては，問診上あるいは身体所見上，蓋然性が否定できない場合，患者の同意を得て内視鏡診療の延期を検討する.

全ての消化器内視鏡予定の患者さんにお伺いします.

新型コロナウイルスの感染防止のため, 以下の**該当する欄に○印**をしてお答え下さい.
大切な命を守るため, ご協力をお願いいたします.

	検温				℃
① ご自身の症状などを教えてください				はい	いいえ
1) 過去 14 日以内に, 咳, 喉の痛み, 平熱より高い熱がありましたか?					
2) 過去 14 日以内に, 急に「味がしない」ことがありましたか?					
3) 過去 14 日以内に, 急に「匂いがわからない」ことがありましたか?					
4) 過去 14 日以内に, 「誘因なく 4〜5 日以上続く下痢」がありましたか?					
5) 過去 14 日間, ずっと日本におられましたか?					
6) 過去 14 日以内に海外から帰国した人と, 濃厚接触がありましたか?					
7) あなたのご職業は, 新型コロナウイルスを扱う医療者や研究者ですか?					
②同居されている方 (ご家族や同居人など) について教えてください				はい	いいえ
8) 現在, 「発熱」「咳」「喉の痛み」「下痢」などの症状がある方はいますか?					
9) 現在, 自宅隔離を要請されている方はいますか?					

追記・注釈:

5) 14 日以内に海外から帰国された方:渡航国をカタカナで教えてください ☐☐☐☐☐☐☐

6) 濃厚接触とは, 同居あるいは長時間の接触 (車内・航空機内等を含む) がある場合を指します

新型コロナウイルス感染拡大状況や患者さんご自身の体調によっては, 「緊急 / 至急」以外は一旦, 本日の消化器内視鏡を中止させていただくことがあります. 外来検査でご足労いただいた患者さんには大変申し訳ありませんが, 何卒ご理解とご協力をお願いいたします. 中止になった場合, 検査の振替日について次回の外来であらためて主治医とご相談ください.

※必要に応じて内容は随時更新

図1 国立国際医療研究センター(NCGM)版 FTOCC 問診票

D 内視鏡診療における手指衛生の徹底

　次項の個人防護具を着用していても手指衛生が不十分では意味がない. 手指衛生をしっかり行う. 内視鏡診療工程における手指衛生のタイミングについて意識して行う.
　例:①手袋を付ける前, ②スコープに触れる前, ③内視鏡システムや電子カルテなどに触れる前後, ③清潔・無菌操作の前(末梢静脈路確保前など), ④患者に触れる前後, ⑤内視鏡完了後・防護具脱衣後など.

1. 一般内視鏡診療における個人防護具 （図2）

　エアロゾル発生リスクを有する内視鏡診療はすべて，基本防護具対策（標準予防策＋空気予防策＋接触予防策）：キャップ，ガウン，手袋（特に手首はガウンごと手袋で覆う），ゴーグルまたはフェイスシールド，N95マスクを装着して行う．ただしN95マスク不足時は，汚染や破損がない限り，原則として1医療者1枚/日とし，個別のビニールに入れて保管する．

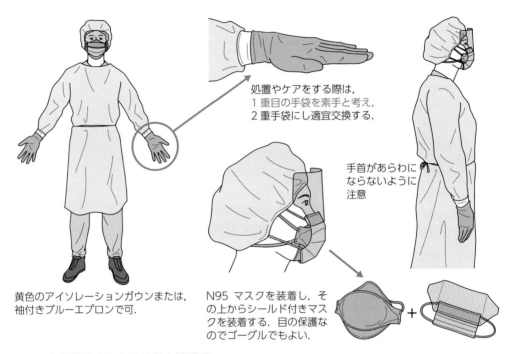

処置やケアをする際は，1重目の手袋を素手と考え，2重手袋にし適宜交換する．

手首があらわにならないように注意

黄色のアイソレーションガウンまたは，袖付きブルーエプロンで可．

N95マスクを装着し，その上からシールド付きマスクを装着する．目の保護なのでゴーグルでもよい．

図2　内視鏡診療における個人防護具

2. COVID-19確定患者における個人防護具 （図3）

　高密度ポリエチレン繊維不織布の全身防護具（タイベック）は使用せず，基本防護具（標準予防策＋空気予防策＋接触予防策）に加えて，血液や唾液などの曝露が多い手技を実施する場合は，足カバーを着用し，首回りをビニールエプロンやビニールゴミ袋などで覆い防護する（図3）．いずれの場所で内視鏡を行う場合も，個人防護具の着用はレッドゾーンに入る前に行い，レッドゾーン内でN95マスク以外を脱衣し破棄する．N95マスクは内視鏡実施区域を出てから廃棄する．

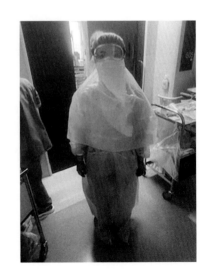

図3　確定患者における個人防護具
足カバー＋首まわりの防護．

F 患者のマスク着用

　市中の感染流行期においては，経口挿入内視鏡の場合は検査中以外は「〜検査開始直前まで」「検査完了直後から〜」のマスク着用，経鼻および経肛門挿入内視鏡の場合は検査中もマスクを外さないよう協力を依頼する．

G 実施場所とゾーニング

1. 一般内視鏡診療

　内視鏡部門のゾーニング(図4)に従って，個人防護具の着用はレッドゾーンに入る前にPPE着衣室で行い，内視鏡診療終了後はレッドゾーン内(検査室内)でマスク以外を脱衣し破棄する．使用したスコープは，一例ごとに運搬用ビニールに包んで，イエローゾーンを通って洗浄室へ輸送する．

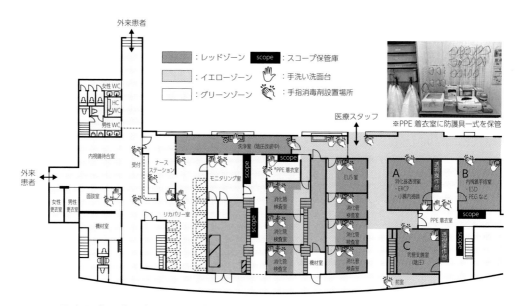

図4　国立国際医療研究センター(NCGM)内視鏡部門の見取り図とゾーニング

2. COVID-19確定患者の内視鏡

　原則として，救急部門の感染処置室(陰圧室)あるいはコロナ病棟で行う．「暑い」「狭い」といった診療空間では防護具が破綻しやすくなるため，内視鏡システムを含む医療機器の適切な配置と環境を十分に整えたうえで実施する．医師は原則として3名(レッドゾーン内に2名：術者＋介助者，イエローゾーン内に1名)，看護師は2名(レッドゾーン内に1名，イエローゾーン内に1名)を配置し，術者となる医師は熟練者とする(図5)．

　透視を要するERCPなどの手技は内視鏡部門で実施する(図6)．

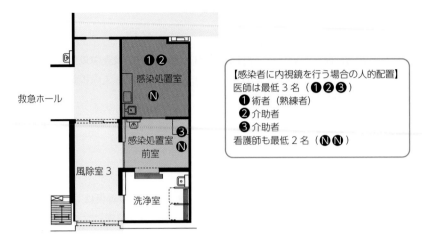

【感染者に内視鏡を行う場合の人的配置】
医師は最低3名（❶❷❸）
　❶ 術者（熟練者）
　❷ 介助者
　❸ 介助者
看護師も最低2名（ⓃⓃ）

図5　救急科・感染処置室のゾーニングと人的配置

搬送手順は院内感染対策マニュアルに準じる

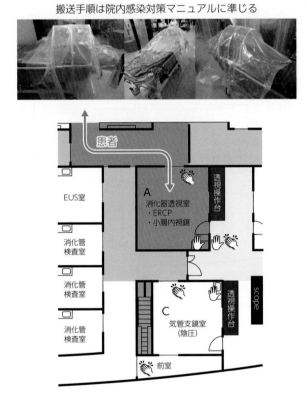

図6　感染確定患者に透視下内視鏡を行う場合
　　　搬送手順は院内感染対策マニュアルに準じる．

H 内視鏡機器の再生処理

　COVID-19 に対して特別な再生処理を行う必要はないが，感染者に用いたディスポーザブル製品や消耗品はすべて内視鏡実施区域内で廃棄処理をする．感染者に用いた内視鏡機器の洗浄および消毒はガイドラインを遵守し，通常どおり，スコープは十分な洗浄後に高水準消毒液（当院はフタラール製剤：2020 年 12 月 25 日現在）を用いた消毒を行い，内視鏡処置具は滅菌処置を行う．

I 内視鏡室の環境整備

　環境整備は院内感染対策マニュアル（本書「3．感染防止対策の原則」の項）に準じて行う．また，血液や唾液などの曝露が多く，相当数の内視鏡手術時間を要することが予想される止血処置や ESD（内視鏡的粘膜下層剝離術）などの内視鏡手術を行う場合は，内視鏡機器をビニールなどで防護して飛沫曝露防止策を講じる（図 7）．

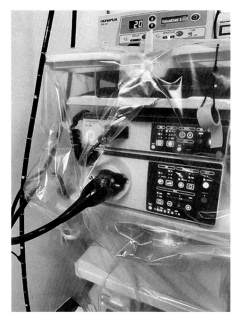

図 7　内視鏡機器のビニール防護

文献
1）Philip WY Chiu, et al. Practice of endoscopy during COVID-19 pandemic: position statements of the Asian Pacific Society for Digestive Endoscopy (APSDE-COVID statements). Gut 2020; 69: 991-996.
2）消化器内視鏡の感染制御に関するマルチソサエティ実践ガイド作成委員会（日本環境感染学会，日本消化器内視鏡学会，日本消化器内視鏡技師会）．消化器内視鏡の感染制御に関するマルチソサエティ実践ガイド【改訂版】，2013

g. 血管造影部門

　IVR室は，緊急対応が要求される場面が多くある．特に循環器内科の急性心筋梗塞，脳神経外科の脳梗塞・出血，さらに外傷に伴う出血の止血処置がある．これらの疾患は時間との勝負であり，いかに迅速に治療に結びつけるかが大切である．加えて多くのスタッフの助けが必要であり，このなかで感染防御を確実にする必要がある．

　COVID-19陽性・疑い患者に対し，IVR室の緊急症例対策が急務であるとは疑いの余地がない状況であった．IVR室のCOVID-19の運用を決定するために，医師・看護部門・放射線部門・臨床工学部門と感染対策チーム（infection control team：ICT）と協議し，マニュアルの作成に着手した．

　以下に国立国際医療研究センター（NCGM）でのIVR室における緊急対応について概説する．

A IVR室での前提

　患者救命と同時に医療スタッフへの感染防止を考え行動する必要がある．そのため治療が必要かどうかの判定は，各科の判断・ガイドラインに委ねることとしたが，IVR室としても情報を共有し，体制の把握と確認作業を行ったうえで対応することを前提とした（IVR室室長もしくは放射線診療部門長に連絡）．

B 感染防御対策

　医療スタッフの安全確保を第一に診療を行うことが医療崩壊を防ぐうえで重要なポイントである．そのため標準予防策を徹底して遵守し，感染拡大を防ぐ対応が必要となる．

1. 医療スタッフ

　感染防御としてPPEの着用が必要である[1,2]．IVR室では，さらに放射線防護と清潔操作のための準備が必要となる．治療中にカテーテル室内に入室するスタッフは最低限の人数とする．

a. 非清潔介護者（看護師，放射線技師，臨床工学技士など）のPPE（図1）

　手袋，アイソレーションガウン，サージカルマスク，キャップ，ゴーグルまたはフェイスシールドを必ず装着する．

b. 清潔術者のPPE[3]（図1）

　一般的なPPEに加えN95マスク，キャップ，足袋，またゴーグル（またはフェイスシールド），放射線防護眼鏡，術衣を必ず装着する．

c. 患者からの感染の予防

　検査/治療を受ける患者は病室からの移動の際やカテーテル室内では常にサージカルマスクを装着する．酸素投与が必要な場合は経鼻カニューレまたは酸素マスクにサージカルマスクを併用する．ウイルスの侵入経路は粘膜面であり，眼からの侵入の可能性もあり，患者がサージカルマスクを正しく着用している場合には眼に対する保護は不要とされるが，原則ゴーグル（また

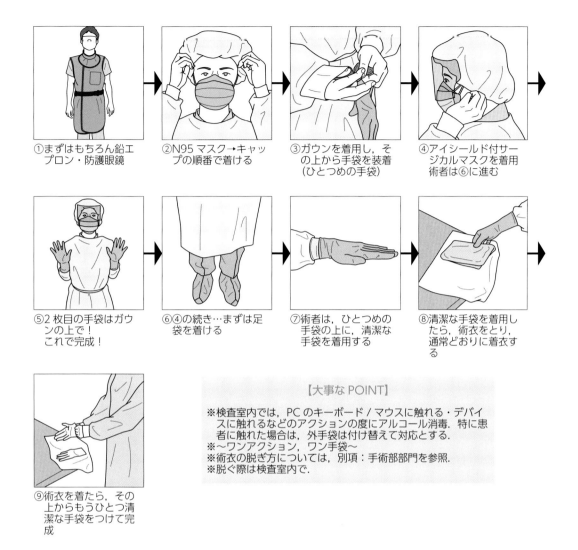

①まずはもちろん鉛エプロン・防護眼鏡

②N95マスク→キャップの順番で着ける

③ガウンを着用し，その上から手袋を装着（ひとつめの手袋）

④アイシールド付サージカルマスクを着用術者は⑥に進む

⑤2枚目の手袋はガウンの上で！これで完成！

⑥④の続き…まずは足袋を着ける

⑦術者は，ひとつめの手袋の上に，清潔な手袋を着用する

⑧清潔な手袋を着用したら，術衣をとり，通常どおりに着衣する

⑨術衣を着たら，その上からもうひとつ清潔な手袋をつけて完成

【大事なPOINT】
※検査室内では，PCのキーボード/マウスに触れる・デバイスに触れるなどのアクションの度にアルコール消毒．特に患者に触れた場合は，外手袋は付け替えて対応とする．
※〜ワンアクション，ワン手袋〜
※術衣の脱ぎ方については，別項：手術部部門を参照．
※脱ぐ際は検査室内で．

図1　医療スタッフ術者の感染防御

はフェイスシールド)を着用し対応することとした．

C IVR室の問題

1. IVR室空調管理

　国立国際医療研究センター(NCGM)のIVR室には3台の血管造影装置があり，第1室はCT装置を併設している．第2室は循環器の専用室であり，第3室は多目的用途に対応する検査室としている．COVID-19の対応は第3室を使用することとした(図2)．これらIVR室を循環器内科・心臓血管外科・脳神経外科・放射線科で運用している．カテーテル室は清潔区域(清浄度クラスⅢ)であり，通常患者への感染予防の観点から陽圧換気とすることがガイドラインにより定められている．陽圧換気の状態で患者を入室させた場合，周りへの感染拡大を生じてしまう

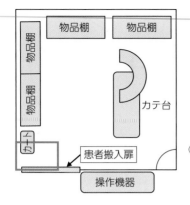
①国立国際医療研究センター（NCGM）の3室の構造．青枠が前室としてゾーン設定の場所

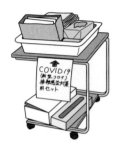
②3室の入り口そばに感染対策用セットが常備されている．ここにアイソレーションガウン・非清潔手袋・N95マスク・フェイスシールドマスク・キャップ・足袋がまとめてある

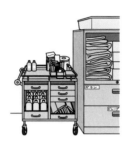
③④3室の患者搬入口にあるカートは外に出してしまう．使用しない機材など移動できるものは検査室の外に移動する．キャスター付きなので楽に運べる

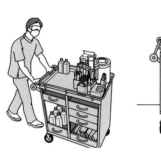
⑤搬入時に邪魔にならない場所まで移動する

図2　IVR室3室の構造と準備

可能性がある．この環境下であっても対応すべく準備体制の構築が急がれた．そのため陽圧を等圧とするため室内の換気を中止し，その間もファンフィルターユニット（FFU）は稼働とした．術後2時間はカテ室を締め切ったまま等圧状態で維持した．この理由は，第3室の空間体積は201 m³で，第3室のFFUには，1時間で1,200 m³の空気をフィルターに通過させる力があるためである．つまり，2時間の締め切りを行っていれば，12回部屋の空気はフィルターを通過している計算になり，浮遊粒子は除去が可能と判断した．

D 実際の流れ

NCGMでのCOVID-19陽性・疑いの緊急患者対応の流れを示す．
①入室前に，ボイラー室へ空調換気停止の連絡を入れる．（検査室内を等圧とするため．時間外は，空調は作動していないので連絡はしなくてよい）
②患者の移動は業者搬送用エレベータを使用する．
③カテーテル室にある治療に不要な機器は可能な限り室外に移動させておく（図2）．検査室

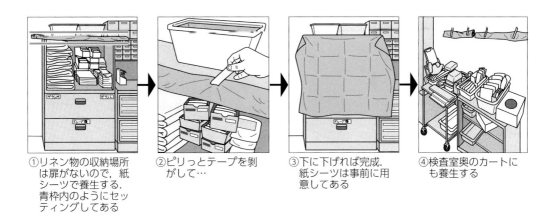

①リネン物の収納場所は扉がないので，紙シーツで養生する．青枠内のようにセッティングしてある

②ピリッとテープを剝がして…

③下に下げれば完成．紙シーツは事前に用意してある

④検査室奥のカートにも養生する

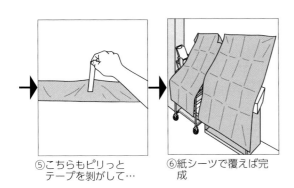

⑤こちらもピリッとテープを剝がして…

⑥紙シーツで覆えば完成

【大事な POINT】

※外に出すカート，養生する箇所で使用する物品はあらかじめ検査室に出しておく

図3　IVR 室での準備

内の養生を行う（図 3）．血圧計・SpO_2 などディスポ物品を使用する．

④使用したリネン物は感染廃棄物としてすべて破棄する．

⑤一度検査室内に入室したストレッチャー・スタッフは，操作室・通路側（室外）に出さない．ただし，搬送の患者移動で人手が必要な場合は感染対策を行い対応し，退出する．

⑥患者の入室確認は検査室に入室してから行う．

⑦使用する可能性のある物品はあらかじめ準備し，すぐに検査室内にわたせるよう用意しておくことが望ましい（図 4）．

⑧検査・治療終了後，2 時間の締め切りを行ったあと，塩素系除菌洗浄剤（ルビスタ®）にて清掃を行う．terminal cleaning（十分な環境除染）を行うことが必要である．（空調停止の連絡を行った場合は再開の連絡を入れる）

⑨感染廃棄物（リネン物も含める）はゴミ庫に廃棄する．廃棄の際には日付と「IVR・コロナ」と記載することとしている．

⑩アンギオ室の検査室以外のエリア内にいるスタッフは，すべてサージカルマスク着用とする．

⑪術者・助手は PPE を装着したあと，術衣を装着する．その他の検査室内スタッフは，通常の感染対策用で対応．

⑫他検査室にて検査・治療が行われている場合は，他室での患者退室後に COVID-19 対応を行うことが望ましい．しかし，退室前に入室となる場合は患者同士が接触しないよう時間

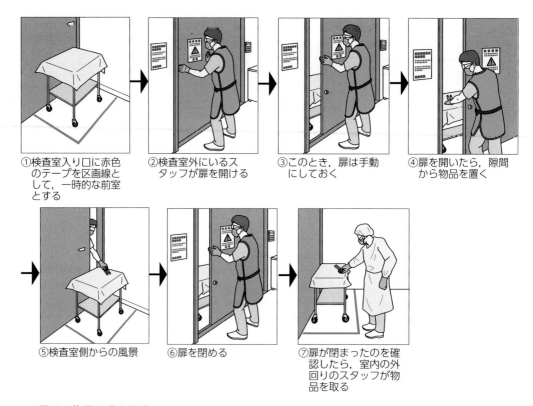

①検査室入り口に赤色
のテープを区画線と
して，一時的な前室
とする

②検査室外にいるス
タッフが扉を開ける

③このとき，扉は手動
にしておく

④扉を開いたら，隙間
から物品を置く

⑤検査室側からの風景

⑥扉を閉める

⑦扉が閉まったのを確
認したら，室内の外
回りのスタッフが物
品を取る

図4　物品の出し入れ

差を設けるなどの対応を行う．

⑬COVID-19 対応患者は，原則第3室(多目的室)を使用する．

大切なポイント：検査室内では，PC のキーボード/マウスに触れる・デバイスに触れるなど
のアクションの度にアルコール消毒．特に患者に触れた場合は，外手袋は付け替える．

【問題点】

実際に COVID-19 患者の施術を開始すると，いろいろと問題が浮き彫りになってきた．まず
医療スタッフ側の PPE の習熟度が十分でない状況がわかった．IVR 室内での動線も問題であり，
必要最小限の行動を維持しなければいけないにもかかわらず，過剰に動いてしまったり，使用
物品の手配などに時間がかかってしまうといった状況があった．IVR 室を使用する各診療科で
シミュレーションを行い，事前の訓練を行っているが，スムーズに行えていない現実があった．
加えて夜間・休日帯では対応する医師や医療スタッフも制限されるため，さらに状況は厳しく
なる．現在も試行錯誤を繰り返し，改善に向けて検討を行っている．

当院での IVR 室の緊急対応の状況に関し概説した．今後 IVR 室ではすべての部屋で陰圧管理
が可能になるよう準備を行っている．ただ現在の状況下で対処する術を提示した．問題点も多
く，更なる改良点も必要ではあるが，NCGM での対応が診療の一助となってもらえると幸いで

ある.

文献

1）Rational use of personal protective equipment (PPE) for coronavirus disease 2019 (COVID19) Interim guidance 27 February. World Health Organization

2）Interim Infection Prevention and Control Recommendations for Patients with Suspected or Confirmed Coronavirus Disease 2019 (COVID-19) Updated Nov.4, 2020. Centers for Disease Control and Prevention.

3）EAPCI Position Statement on Invasive Management of Acute CoronarySyndromes during the COVID-19 pandemic. Eur Heart J 2020; **41**: 1839-1851.

h. 院内の共有スペース(食堂,待合スペース)での感染対策 —自分の身をどう守るか

新型コロナウイルスの感染拡大を防ぐため,手指衛生,ユニバーサルマスキング咳などに加え,三密を避けることが重要である.三密とは以下①〜③の場面をいう.

①換気の悪い密閉空間
②多くの人が密集
③近距離での会話や発声(密接場面)

院内には,外来患者や職員の共有スペースが多くある.本項では,各エリア別の三密回避をはじめとする感染対策について述べる.

A 外来(患者)エリアでの共有スペース

職員は,手指衛生とサージカルマスク着用を基本対応(必須)とする.

患者には入館時に,手指衛生とマスク着用(疾患が原因で着用が難しい場合は除く)が必要であることを説明する.

1. 待合スペース(各診療科待合,各検査待合,受付・会計待合など)

a. 椅子・ソファー

①隣人との間隔を空けて座ることを明記した掲示をしておく(図1).

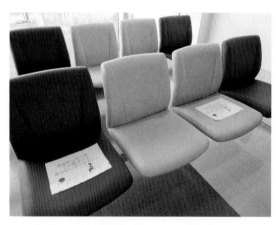

図1　表示をした待合の椅子

②午前と午後環境清掃(清掃員または職員により)を実施する.

b. 入口や会計時の行列

時間帯によっては,病院入り口や,会計で多くの行列ができるため,社会的距離(最低1m)が保てるよう職員が誘導する.

2. 各種受付窓口

①受付スペースに設置しているパーテーションのための，アクリルボードやビニールは1日1回以上環境清掃する(図2).

②患者が使用したボールペンなど共用で使用する物は，その都度消毒する．特に自動精算機などのタッチパネルは多くの患者が触れるため，1-a. 同様に環境清掃する．

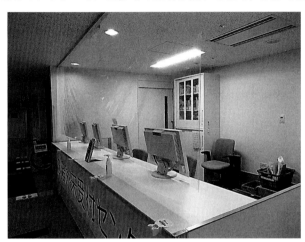

図2 受付に取り付けられたビニール

3. 診察室，相談室，面談室など

診察室や相談室では，患者と密な空間になりやすい．窓がなく換気がしづらい場所も多くあり，患者待合側のドアを開けなければ密室になるが，会話が漏れ聞こえないようプライバシー保持も重要である．

①スタッフ側通路がある場合，通路側のドアは開放しておく．

②ドア開放ができない場合は，定期的にドアを開放し換気する．

また，患者がマスクを外すような診察・処置がある場合，処置室など換気ができる場所で行うことを検討する．

③患者が触れた場所や物(ドアノブ，椅子など)は，その都度環境清掃する．

4. 患者休憩スペース

①テーブルは，間隔を最低1m以上空けて設置し，1テーブルに椅子は2脚までとする．

②カウンター席は，対面にならないようパーテーションを設置もしくは，片側だけに椅子を設置し，隣との間隔は最低1m以上開ける．

③休憩スペースではマスクを外して飲食する場合が多いため，注意事項をわかりやすく掲示する．

④アルコール手指消毒剤を2個所以上設置し，休憩スペース入退室前後での手指衛生実施を促す．

⑤午前と午後環境清掃(清掃員または職員により)を実施する．

職員は常時，手指衛生とサージカルマスク着用を必須とする．

1. 職員職堂や休憩室(休憩時間)

a. 研修棟地下1階の職員食堂，休憩スペース，外来棟1階カフェ横の休憩スペースなど(図3〜5)

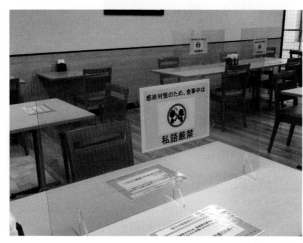

図3 職員食堂にはパーテンションと注意喚起表示

①食事中の会話は控え，食事終了後は速やかにマスクを着用し退席する．
②パーテーションのない席では，対面飲食を避けるため，向かい合っての着座を避け，一定の間隔(最低1m)を設ける．椅子を移動して1テーブルに集合しない．
③食事中にどうしても会話が必要なときは，ハンカチや紙ナプキンで口を覆うなど，飛沫が飛ばないよう配慮する．
④食事が済んだあとでもマスクをせずに会話している職員を見かけたら注意する．

b. 病棟休憩室，医師・レジデント室・医局
①ドアと窓を開け換気をよくする．
②食事は時間をずらすなど，同時に食事をする職員の人数はできる限り少なくする．
③休憩室以外にも食事できる場所を開放する(カンファレンスルームなど)．
④食事中の会話は控え，終了後は速やかにマスクを着用する．
⑤食事中にどうしても会話が必要なときは，ハンカチや紙ナプキンで口を覆うなど，飛沫が飛ばないよう配慮する．
⑥食事が済んだあとでもマスクをせずに大声で談笑することのないようお互いに注意しあう．
⑦環境整備をこまめに実施する．

2. 仮眠室
①仮眠室は一人で使用する．
②マスクを外す際は，ビニールに入れて保管するなどし，放置しない．
③食事は休憩室でとるようにする．

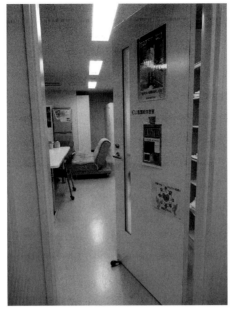

図4　休憩室はドアを常に開放し換気

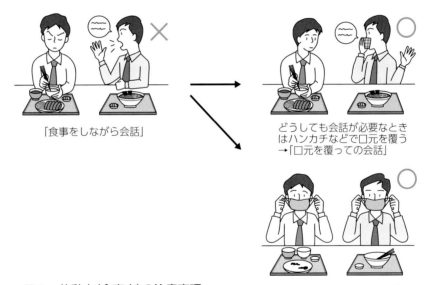

「食事をしながら会話」

どうしても会話が必要なとき
はハンカチなどで口元を覆う
→「口元を覆っての会話」

図5　休憩中(食事中)の注意事項

食事後は速やかにマスクを着ける

④使用後は，環境整備および部屋のドアを開けて換気を行い，次利用者への配慮をする.

3. 更衣室

①常にマスクを着用する．やむを得ず外す場合は周辺スタッフと会話しない.
②マスク着用していても大声での会話はしない.
③可能な限り混みあう時間は避けて利用する.
④飲食はしない.
⑤入室・退室時に必ず手指衛生を実施する.

4. 会議室

病院として必要不可欠な会議(医療法などの法律で義務付けられている会議,緊急を要する会議)以外はできる限り集合形式にせず,資料閲覧・Web会議アプリケーション(zoom,Teamsなど)を活用して実施する.研修などに関しても同様である.

やむを得ず集合型にする場合は,以下の事項を遵守する.

a. 会場設営について

①会議室などの収容人数:極力当センター規定人数の1/3までとし,最大でも半数以下となるようにする.

②昼食を挟むような長時間の研修は避ける.

③会議は30分程度で終了するよう内容を検討する.

④参加者の間隔確保:ひとつの机に椅子は2つまでとし座席間の間隔を開ける.できれば指定席とする.

⑤会場入口に,手指消毒液を置き入室前に手指衛生してもらう.

⑥換気の悪い密閉空間とならぬよう,ドアを開放し換気をよくする(窓がある場合は両方開放する).

⑦使用前後に,机や椅子を環境クロスで隅々まで拭く

⑧グループワークを実施する場合は,1グループ4名までとしグループ同士は2m以上離す.

b. 参加者・講師・主催者について

①会議室に入室前後は必ず,その他もこまめな手指消毒を実施する.

②終始マスクを着用し外さない.マスクは正しく着用する(鼻とあごをしっかり覆う).休憩中も外さない.飲水後もすぐに装着する.

③参加者,講師,主催者ともに発熱や呼吸器症状がないことを確認する.

⇒院内職員の場合は,自己申告制とする.

⇒外部の参加者がいる場合

○事前に外部参加者がある旨,人数を感染管理室へ連絡しておく.

○参加者リストを作成し,連絡先も聞いておく.

○過去14日間の体調や行動歴についてチェックリストを用いて確認する.

○検温については,病院入口サーモグラフーで測定し,そこで37℃以下であれば可能とする.

④会議中や研修中少しでも体調不良を感じたら速やかに申し出てもらい帰宅する.

⑤大声で発声をしない.

⑥研修後14日以内に症状が出現した場合は,主催者にも連絡するよう,アナウンスをする.特に外部参加者にはしっかりアナウンスする.

⑦やむを得ず,昼食を挟む場合

○昼食は個別に会場外でとるよう指示をする.

○対面で食事をしない(なるべく一人で).

○食事中は会話せず,終了後はすぐにマスクを着用する.

文献

1) 国立感染研究所.「新型コロナウイルス感染症に対する感染管理」
https://www.niid.go.jp/niid/images/epi/corona/2019nCoV-01-201002.pdf (2021年3月15日閲覧)

2) 国立感染症研究所.「一般的な会食における集団感染事例について」
https://www.niid.go.jp/niid/images/epi/corona/covid19-25.pdf（2021年3月15日閲覧）
3) 一般社団法人日本フードサービス協会.「新型コロナウイルス感染症対策の基本的対処方針（改正）に基づく外食業の事業継続のためのガイドライン」
http://www.jfnet.or.jp/contents/_files/safety/FSguidelineA4_20514_630.pdf（2021年3月15日閲覧）
4) 一般社団法人 日本環境感染学会.「医療機関における新型コロナウイルス感染症への対応ガイド第3版」
http://www.kankyokansen.org/uploads/uploads/files/jsipc/COVID-19_taioguide3.pdf（2021年3月15日閲覧）
5) 日本看護協会.「看護管理者の皆様へ—新型コロナウイルス感染症への対応 Ver. 3
https://www.nurse.or.jp/nursing/practice/covid_19/kangokanri/pdf/nursing_manager_for_covid_19_ver3.pdf（2021年3月15日閲覧）

6 トピックス

a. 職員の有症状時の対応

　医療者における COVID-19 感染については，院内における感染以外にも流行期の市中感染や家族内感染も生じるため感染経路を明らかにしにくい[1]．ただし，医療者が感染するリスクは，非医療従事者と比べて明らかに高いと報告されており（144.7 vs. 41.7，100万人対）[2]，医療現場における患者との接触が感染するリスクになっていることは間違いない．中国での 44,672 名の COVID-19 の報告では医療従事者は全体の 3.8% とされており[2]，日本国内の COVID-19 入院患者レジストリにおいては 11.5% と報告されている[3]．本レジストリの集計期間において，日本では診断により原則的に入院勧告となるため，入院管理になりやすい医療者の割合が高くなっていた可能性はある．だが，諸外国と比べて，日本の医療者の感染リスクが低いわけではないことは示されている．

　施設によっても異なるが，医療者に対しては勤務前に検温や症状の申告を義務付ける積極的監視，あるいはそれらを自主的に行う自己監視による発熱や軽微な症状のモニタリングを行うことが多い．前者はモニタリングが確実に行われる代わりに新たに現場に仕事を課すことになり，リソースの問題が生じる可能性がある．後者はあくまで自主性に任せるため症状を報告しないリスクはあるが，新たなリソースが必要にならない[1]．当院では自己監視による検温と体温測定を指針としており，当該部署の方針によっては積極的監視を許容している．

　当院の体調不良の職員への対応として，RT-PCR や LAMP などの核酸増幅検出検査（NAAT）を受けるハードルを下げ，極力結果を早期に返せるような体制をとっている．また，検査を受けた体調不良者が問題なく仕事を休むことができるように，人的リソースを管理する現場の上長と院内感染部門が体調不良者の情報を共有することを定めている．また，本人以外の同居家族の体調不良時の対応も含めて一定のルールを策定して対応している．本項ではその対応について紹介する．

A どのような症状を対象とするべきか？

　結論を先に述べてしまうと最適な症候スクリーニング方法はない．医療者に限定しない COVID-19 に対する症候スクリーニングの有効性については不明確であるとされている[4]．無症候感染者は多い報告では 40〜45% と報告されており[5]，無症候感染者からの施設内感染拡大の事例[6] もあるため，定期的なスクリーニング検査行う対策をとる施設も存在している[1]．ただし，適切な検査頻度が不明であり，感染拡大を起こすリスクが低いとされる無症候感染者[7] の炙り出しにどこまで意味があるかは不明ではある．実際に流行期の英国において無症候の医療従事者におけるスクリーニング検査で陽性率は 3% 程度であったのに対して，同時期に有症者あるいは有症の家族がいる医療者に対して行った検査では 14% と無症候の対象と比べて明らかに

高かったとも報告されており[8]，有症者に PCR 検査の対象を絞ることは合理的な選択といえる．日本国内でのデータはないが，参考までに 2020 年 3 月 9 日から 10 月 28 日までに当院の総合感染症科を受診した症状を有する当院の医療関係者延べ 374 名の検査陽性率は 1.6％であったことを考えると，症状がない医療者への定期的なスクリーニング検査の有効性は高くはなく，流行状況を加味して慎重に判断する必要がある．

　症状だけで COVID-19 を否定することは困難ではあるが，症状の傾向としては筋肉痛や頭痛などの呼吸器以外の症状を伴うことが多く，複数の症候を伴うことが多いと報告されている[9,10]．なかでも味覚・嗅覚異常とは強い関連があり，オランダの医療従事者における報告ではオッズ比 23.0 と高かった．嗅覚・味覚障害を 3 症状，筋肉痛を 2 症状としてカウントし，3 症状以上がある患者における感染者予測モデルにおいて感度は 91.2％，特異度は 55.6％（AUC 0.783，95％CI 0.696〜0.870）であった[9]．医療者に対しては PCR 検査のハードルを下げることが望ましいが，検査結果判明までに時間がかかり，人的リソース調整が困難な環境では，ある程度の検査対象となる症状を絞る戦略もひとつの選択肢となるかもしれない．

Ｂ 症候スクリーニングを行ったあとの対応をどのようにするべきか？

　有症状の職員が発生したあとの対応としては，その職員が休める環境を提供することは重要であるが，復職の手段についても明示する必要がある．

　COVID-19 患者において症状は遷延することが多く，発症 2〜3 週後の症状について発熱以外の症状が遷延する傾向にあった[11]．医療従事者における症状持続期間は中央値で 8 日を要したともされるため[12]，症候の改善を休職期間として設定することは人的リソースの枯渇を生む可能性はある．その他の方法として，軽症 COVID-19 の感染性がなくなる 7〜10 日に設定することであるが[13]，7〜10 日の休職期間は短い期間ではない．また，先の報告において有症期間が短い患者もおり，発熱期間については 7 日以内であることが知られている[14]．そのため，症状改善のみを復職の指標にすることは，症状は改善しているものの，感染性のあるウイルス排出が続いている医療者が復職するリスクがあることも留意する必要がある．

　やはり結果的に医療者の体調不良時には NAAT や抗原検査などを行うことが現実的である．NAAT による診断が確実ではない可能性（偽陰性）が NAAT の反復による検討により示されてはいるが，ウイルス排出量の多い病早期において診断能は比較的高いため，極端に偽陰性の可能性を警戒する必要はないと考えられる．それらを考慮し，当院では原則として体調不良の職員は総合感染症科の受診を促しており，COVID-19 罹患リスクの評価，他疾患の可能性についての評価，病早期における NAAT を実施して，NAAT 陰性で COVID-19 の可能性が低い状況と判断したうえで発熱などの症候改善をもって復職を許可する方針をとっている．

Ｃ 当院の対応

報告体制
○勤務先の上長に報告を行う．
○上長から感染管理部門あるいは感染症科などの部門のオンコール対応者に報告．

1. 本人の体調不良などの対応

a. 感冒症状（上気道症状）あるいは 37.0℃以上の発熱がある場合

　①原則，平日日中に総合感染症科に受診し，SARS-CoV-2 PCR 検査を受ける．

　②結果が出るまでは自宅待機とする．結果が陰性であっても上気道炎の感染対策に従い，症状改善後 24 時間は出勤をしないように指示する．

　③解熱剤を使用して無理に勤務をしないように注意喚起を行う．

b. 上気道症状以外の症状を認めた場合

　①嘔吐・下痢を認める場合では "感染性胃腸炎の対応" に準じて療養し，症状消失から 24 時間経過するまで自宅療養とする．

c. 職員が保健所に定める濃厚接触者として判断された場合

　①就業停止し，感染管理部門へ報告する．

　②健康観察期間や復職に関して保健所の指示に従う．

d. 職員が接触確認アプリ（COCOA）の通知を受けた場合

　①就業停止し，感染管理部門へ報告する．

　②原則として総合感染症科での問診，SARS-CoV-2 PCR 検査を行う．

　③結果判明までは復職しないよう指示するが，明らかな濃厚接触がなければ健康観察期間は設けない．

e. 職員が濃厚接触者とならない接触をした場合（外勤先での患者発生など）

　①感染管理部門へ報告する．

　②濃厚接触ではない場合には体調不良がなければ勤務継続可能．ただし，感染対策の遵守や職場での飲食（一人で食事をとるなど）について留意してもらう．

f. 職員が COVID-19 と診断された場合

　①速やかに患者本人および上長，感染管理部門に報告する．

　②発症 2 日前までの感染対策なしで接触した医療者，患者のリストアップを行う．

　③当該保健所とも情報を共有しつつ，濃厚接触者として対応が必要な対象を選定する．

　④濃厚接触者に対して，隔離や就業停止などの対応を行う．

　⑤濃厚接触者と判定されない職員に対しては，先述のとおり

　⑥濃厚接触者とならなかった対象（特に曝露患者）については状況を考慮して，広く PCR 検査などを行うことを検討する．

2. 職員の同居家族の体調不良などの対応

a. 感冒症状（上気道症状）あるいは発熱がある場合

　①職員自身に症状がなければ出勤は可能．ただし，感染対策の遵守や職場での飲食（一人で食事をとるなど）について留意してもらう．

　②ただし，家族が PCR 検査を行った場合については家族のリスクなどに応じて判断するため，勤務について上長および感染管理部門に相談する．

b. 同居家族が濃厚接触者として健康監視の対象となった場合

　①保健所の指示で職員自身が濃厚接触者とならなければ勤務は継続可能．ただし，自身と家族の症候モニタリングをしっかりと行うように指示し，院内での感染対策の遵守や職場での飲食（一人で食事をとるなど）について留意してもらう．

　②家族の接触確認アプリによる接触通知についても同様である．

c. 同居家族の勤務先, 通学先での感染者が報告された場合

①勤務可. 同居家族の検査状況や濃厚接触者としての判断をされているかを確認のうえで報告.

文献

1) Bielicki JA, et al. Monitoring approaches for health-care workers during the COVID-19 pandemic. Lancet Infect Dis 2020; **20**: e261-e267.
2) Chou R, et al. Epidemiology of and Risk Factors for Coronavirus Infection in Health Care Workers: A Living Rapid Review. Ann Intern Med 2020; **173**: 120-136.
3) Matsunaga N, et al. Clinical epidemiology of hospitalized patients with COVID-19 in Japan: Report of the COVID-19 REGISTRY JAPAN. Clin Infect Dis 2020; ciaa1470.
4) Viswanathan M, et al. Universal screening for SARS-CoV-2 infection: a rapid review. Cochrane Database of Systematic Reviews 2020; **9**: CD013718.
5) Oran DP, Topol EJ. Prevalence of Asymptomatic SARS-CoV-2 Infection: A Narrative Review. Ann Intern Med 2020; **173**: 362-367.
6) Kimball A, et al. Asymptomatic and Presymptomatic SARS-CoV-2 Infections in Residents of a Long-Term Care Skilled Nursing Facility - King County, Washington, March 2020. MMWR 2020; **69**: 377-381.
7) Ferretti L, et al. Quantifying SARS-CoV-2 transmission suggests epidemic control with digital contact tracing. Science 2020; **368**: eabb6936.
8) Rivett L, Sridhar S, et al. Screening of healthcare workers for SARS-CoV-2 highlights the role of asymptomatic carriage in COVID-19 transmission. Elife 2020; **9**: e58728.
9) Tostmann A, et al. Strong associations and moderate predictive value of early symptoms for SARS-CoV-2 test positivity among healthcare workers, the Netherlands, March 2020. Euro Surveill 2020; **25**: 2000508.
10) Yousaf AR, et al. A prospective cohort study in non-hospitalized household contacts with SARS-CoV-2 infection: symptom profiles and symptom change over time. Clin Infect Dis 2020: ciaa1072.
11) Tenforde MW, et al. Symptom Duration and Risk Factors for Delayed Return to Usual Health Among Outpatients with COVID-19 in a Multistate Health Care Systems Network - United States, March-June 2020. MMWR 2020; **69**: 993-998.
12) Kluytmans-van den Bergh MFQ, et al. Prevalence and Clinical Presentation of Health Care Workers With Symptoms of Coronavirus Disease 2019 in 2 Dutch Hospitals During an Early Phase of the Pandemic. JAMA Netw Open 2020; **3**: e209673.
13) Ng DHL, et al. Fever Patterns, Cytokine Profiles, and Outcomes in COVID-19. Open Forum Infect Dis 2020; **7**: ofaa3752020.
14) Rhee C, et al. Duration of Severe Acute Respiratory Syndrome Coronavirus 2 (SARS-CoV-2) Infectivity: When Is It Safe to Discontinue Isolation? Clin Infect Dis 2020: ciaa1249.

b. 面会者への対応

　COVID-19 感染が広がるなか，施設内クラスターを防ぐために，全国の医療施設などの多くが面会制限・面会禁止の措置を取っている．厚生労働省医政局では（令和 2 年 2 月 25 日）医療施設などに向けて「面会については，感染経路の遮断という観点から，感染の拡大状況などを踏まえ，必要な場合には一定の制限を設けることや，面会者に対して，体温を計測してもらい，発熱が認められる場合には面会を断るといった対応を検討すること．」[1] としている．

A 当院における面会状況

1. COVID-19 受け入れ前の対応

　当院は，東京都新宿区にある病床数 701 床，外来患者数約 1,700 人/日の高度急性期病院である．平時は 1 日約 400〜500 人あまりの面会者が来院する．面会者は，正面玄関面会受付で氏名を記入し，入館証を受け取って面会する．

2. COVID-19 受け入れ後の面会状況

　全国で COVID-19 の感染が徐々に広がる 2020 年 3 月までは，面会制限を実施し，日用品など入院生活に必要なものを届ける目的であれば入館を許可していた．

　次第に広がる全国の感染状況を踏まえ，7 都道府県緊急事態宣言翌日 4 月 8 日から，全面面会禁止とした．同時に 1 階受付で荷物を預かる窓口を設置したところ，面会者数と荷物預かり件数は以下のような結果だった（図 1）．

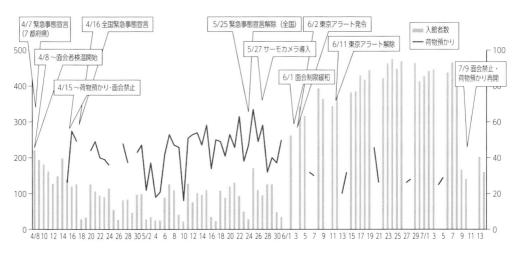

図 1　緊急事態宣言・東京アラートと当院の面会者数・荷物預かり件数の推移

4月はじめ入館者は約200名/日程度だった．面会禁止～非常事態宣言解除前日5/24まで，平日入館者数は平均103名/日に減少した．面会1名のみ可に制限を緩和すると，入館者数は平均412名/日と4倍に増加した．7月9日より面会禁止・荷物預かりを再開，2020年10月23日現在にいたる．

荷物預かりは平均40～50件/日，多いときには70件/日程度ある．

Ｂ 面会者対応の実際

1．COVID-19受け入れ専用病棟での対応

原則，面会禁止である．濃厚接触者となっている家族は健康観察期間中，来院も不可とする．

患者は，突然の慣れない入院生活に戸惑いや苛立ち，未知の疾病罹患に対する不安やストレスを抱えながらの療養となる．患者家族の納得が得られるよう十分な説明と，院内職種を超えた全スタッフの協力が必要である．

医師が面会を必要と判断する場合は，iPadを用いた面会を親族のみ可能とする．

直接面会の強い要望がある場合は，主治医・看護師長で検討したうえ，1名のみ1回に限り可能とする．その際は，感染のリスクを説明したうえで，PPE着用で医療者付き添いのもと，平日日中の短時間の面会とする．

病状が重篤な患者には，早めに家族との面会を調整する．

2．COVID-19受け入れ以外の病棟での対応

厚生労働省老健局老人保健課他では，「社会福祉施設等における感染拡大防止のための留意点について(その2)」(令和2年10月15日)において「面会については，感染経路の遮断という観点と，つながりや交流が心身の健康に与える影響という観点から，地域における発生状況なども踏まえ，緊急やむを得ない場合を除き制限する等の対応を検討すること．具体的には，地域における発生状況や都道府県等が示す対策の方針等も踏まえ，管理者が制限の程度を判断すること．」[2]としている．

a．面会制限の場合

面会制限の範囲・時期・方法などについては，COVID-19感染拡大状況に応じて，院内関係部門で検討し，病院全体に周知する．院内職員はその必要性を理解し，統一した対応ができるようにする．また，患者・家族にご理解とご協力をいただく．

b．面会禁止の場合

職員の周知や，患者・家族への説明は面会禁止時も同様である．

①入院決定時に医師から説明

外来で入院が決まった時点で，医師が以下の内容を丁寧に説明する．

　○入院後は家族でも面会できない

　○病状説明は電話で行うこともある(終末期，急変時はその限りではない)

　○手術当日も来院は不要の場合もある(必要時は必ず連絡が取れるようにしてもらう)

②文書で患者・家族へお知らせ

面会受付事務，医事課，警備員，看護師，医師などすべての院内スタッフが，一貫した説明で対応する．

　○入院受付では事務手続きの際に文書を配布し説明する

面会禁止のお願い

新型コロナウイルス感染症の感染拡大防止のため
すべての面会を原則禁止といたします.

国立国際医療研究センター病院長

【注意事項】
・病院からの要請で病棟へ入られる方は,原則 1 名でお願いいたします.
・病棟へ入られる方は,病院入口で体温測定を受けていただき,37℃以
　上の発熱や咳,鼻水などの症状が認められた場合はお断りさせていた
　だきます.
・荷物のお預かりやお引き取りは下記の時間帯でお受けいたします.

| 平日 | 14：00〜17：00 | 1 階 | 総合案内 |
| 土日祝日 | 13：30〜15：00 | | 時間外入口 |

・お引き取りの荷物(使用後の衣服など)については,病棟での急な対
　応が難しい場合,お待ちいただく場合があります.
・貴重品(IC カード,携帯電話,現金,保険証,母子手帳など)や高価
　な品物,壊れやすいものは荷物に含めないでください.患者さんにお
　渡しする必要がある場合は,荷物預かりの受付にお申しつけください.
・食中毒予防のため,飲食物のお預かりはお断りさせていただきます.

図2　面会禁止のポスター掲示

　　○面会禁止のお願いのポスター(図 2)を院内各所へ掲示する
　　○面会禁止のお願いをホームページに掲載する
　　○入院当日も病棟で患者付き添い家族へ同様に説明する
　患者・家族に対して病棟スタッフ全員が同じ説明ができるようにする.COVID-19 受け入れ
病棟以外のスタッフも,最新の情報を把握するよう努める.対応の変更時は,文書にて患者家
族への説明を行う.
③院内入館者のチェック
面会者が以下の理由で来院した場合は,面会者 1 名に限り入館を許可する.
　　○入退院時の付添い
　　○医師からの説明のために来院を要請されている
　　○手術当日の来院を許可されている
　　・終末期,急変などのために来院を要請されている
(1)マスク着用の徹底:病院内への入館者には,必ずマスク着用を徹底する.着用していない
　　人には,マスク着用をお願いする.マウスシールドやフェイスシールド装着のみは認めな
　　い.マスクを持参していない場合は,入口のマスクの自動販売機を案内する.
(2)体温測定
　　①正面玄関入口のサーモグラフィーで体温チェックを行う(図 3).サーモセンサーの場所
　　　への誘導とモニターをチェックする事務または警備員,発熱者の問診をする看護師 2 名
　　　で対応する.
　　②37.0℃以上の場合,待機場所へ誘導し,腋窩体温計で再検する.
　　③再検でも体温 37.0℃以上の場合,基本的に面会はお断りする.

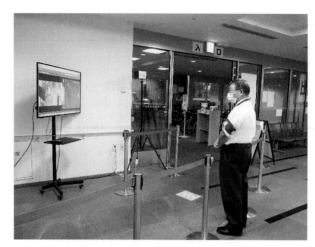

図3　正面玄関サーモグラフィーの誘導

体温　　℃

新型コロナウイルスのセルフチェックをお願いいたします

・院内では**必ずマスクの着用**をお願いします.
・以下に当てはまるものがあれば，お近くのスタッフにお声掛けください.
　　□37度以上の発熱（もしくは解熱剤の服用）
　　□呼吸器症状・感冒症状（咳・咽頭痛など）
　　□味覚・嗅覚の消失
　　□COVID-19患者との2週間以内の接触
　　□同居人の発熱・呼吸器症状
　　□2週間以内の海外渡航歴
　　□海外帰国者との接触
　　□2週間以内にイベントや宴会に参加
　　□繁華街・歓楽街への頻繁な出入り
　　□最近COVID-19のPCR検査を受けた

　　□上記項目に該当なし

図4　入館時の問診票

(3)発熱者の対応
　①体温37.0℃以上の場合には，院内に入館できないことを丁寧に説明する.
　②医師から来院を要請されている場合は，目的部署へ問い合わせし，対応を検討してもらう.
　③対面で話をする必要がある場合には，担当者が受付まで降りて来て，十分な感染防止対策を行ったうえで対応することもある.
(4)問診の方法
　①面会受付で，問診票(図4)10項目にあてはまるものがないか確認する.
　②各階エレベーターホールの病棟入口自動ドアに問診票(図4)を掲示する.

面会者にはインターホン越しに，問診票にあてはまるものがないか再度確認してから，開錠する．

3. 荷物預かり対応

厚生労働省医政局からは「医療施設等における感染拡大防止のための留意点について」として「取引業者，委託業者等についても，物品の受けわたしなどは玄関など施設の限られた場所で行うことや，施設内に立ち入る場合については，体温を計測してもらい，発熱が認められる場合には入館を断るといった対応を検討すること.」[1] とされている．

面会禁止徹底のため，入院患者の家族が持参した日用品，下着，タオルなど療養に必要なものを届ける荷物預かり対応も，病院の患者サービスの点から役割は大きい．

a. 荷物預かりカウンター(図5)の体制

家族は患者に直接会うことができず，それぞれに心配や不安を抱えて来院している．患者の安全のために守るべき院内のルールとして，面会禁止の理解が得られるよう，統一した丁寧な説明と誠意ある対応が求められる．

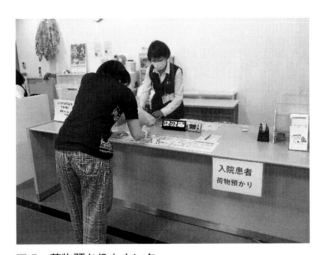

図5　荷物預かりカウンター

荷物預かり担当のフロー(図6)のとおりである．
①対応時間：荷物預かりカウンターは正面玄関の人の出入りで密になる時間を避けるため，対応時間は平日日中とする．休日は，荷物を受け取る病棟スタッフの勤務状況を考慮し対応時間帯を決定する．
②窓口担当者：荷物受けわたしの担当者は，医事課，総務課，受付事務，看護師，警備員など多職種で協働し，職種を超えて，互いに声を掛け合う．

b. 荷物預かりの手順

荷物が患者のもとに正しく届けられるよう，荷物につける預かり票(図7)を使用する．
荷物預かりの手順は以下のとおりである．
①荷物預かり手続き
　○荷物を持参した家族が預かり票を記載し，申し込む

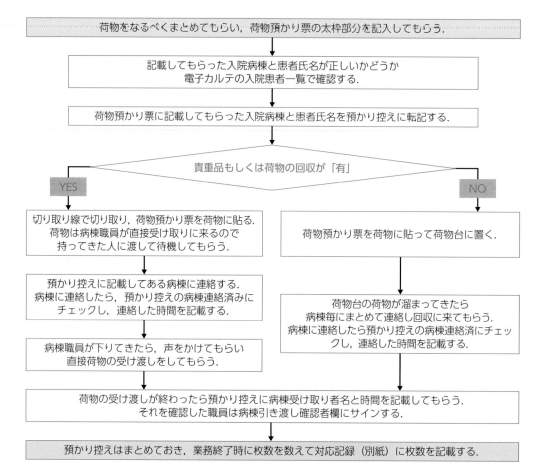

図6 荷物預かりフロー

【特記事項】
・病棟から荷物を受け取りに来たら必ずサインと時間を記載してもらうこと.
・他の患者の荷物と混ざらないように注意すること.
・複数の荷物に分かれている場合はひもで結んだり, 大きめの袋に入れてまとめること.
・食べ物は原則預からないが, やむを得ない理由がある場合は病棟師長に相談すること.
・終了時間になっても病棟から荷物を引き取りに来ない場合は当直師長に引き継ぐこと.

○入院病棟を移動していないか, 電子カルテで患者氏名と入院病棟を確認する. 食物(特に生もの)生花, 現金, 貴重品が含まれていないことを確認して預かる.
○荷物の袋はできるだけひとつにまとめる. やむを得ず複数になる場合は, 取っ手を紐で結ぶなどして, ばらばらにならないよう留意する.
②荷物の受けわたし
○同じ病棟の荷物がいくつか増えたら, 病棟に連絡し荷物預かりカウンターまで取りに来てもらう.
○病棟スタッフに手わたすときに引きわたし者のサインをして, わたした人には必ず下段の受け取り者サインをしてもらう. 病棟で患者にわたす際には, 違う患者にわたすことのないよう, 必ず確認してもらう.

荷物預かり票　太枠内をご記入ください

日時：　月　日　時　分

入院病棟：　階　西・東　病棟

患者氏名

持って来た方　氏名　（続柄　）

持って来た方の連絡先（電話番号）

①荷物の中に貴重品はありますか　有・無

②病棟から荷物の回収希望はありますか　有・無

荷物ひき渡し時に切り取り

以下，職員記載欄

病棟連絡　□ 済み　時　分　貴重品・荷物回収

預かり控え

入院病棟　西・東　患者氏名

病棟受取り者サイン　氏名　時　分

病棟引き渡し確認者サイン　氏名

図7　荷物預かり票

○サインをしたら，点線以下の用紙は控えとして，荷物預かりカウンターで保管する．（荷物受けわたしトラブル防止のため，数日保管する）

○洗濯物の引き取りを希望した場合には，病棟へ連絡する．持参の荷物を持って待機し，病棟スタッフが降りてきたら，直接受けわたしする．病棟スタッフは，荷物預かり票の受け取り者にサインして，点線以下の用紙を荷物預かりカウンターに提出する．

※荷物を持って来院することが事前にわかっている場合は，荷物預かりカウンターにあらかじめ洗濯物を下ろして来院する旨を伝えておくと，来院者をお待たせせず荷物の交換がスムーズである．

4. 休日の対応について

土日祝祭日は，面会者の体温チェック・荷物預かりは，防災センタースタッフ，日直事務が担当する．体温の基準や発熱者の対応，問診票は同様のものを使用し，管理当直師長から休日当番医師に連絡し，対応の指示を仰ぐ．

文献

1) 厚生労働省医政局総務課．医療施設等における感染拡大防止のための留意点について（令和2年2月25日）https://www.mhlw.go.jp/content/000600288.pdf（2021年3月15日閲覧）

2) 厚生労働省老健局老人保健課他．社会福祉施設等における感染拡大防止のための留意点について（その2）（令和2年10月15日）https://www.mhlw.go.jp/content/000683520.pdf（2021年3月15日閲覧）

c. 外来での有症状者・発熱者のスクリーニング

　国立国際医療研究センター（NCGM）では 2019 年 12 月末ころより，発熱・呼吸器症状を伴う中国人患者の感染症内科外来への受診が急増した．その後，国籍にかかわらず同症状を訴える患者の受診が増加を続け，2020 年 2 月以降には，それまで感染症内科外来で継続的に診療していた患者数を大きく上回る有症状者対応を行うにいたり，2020 年 3 月 16 日より「発熱相談外来」を設置した．

　そこでの経験から，当院のスクリーニング対応について基本的考え方を述べる．

Ａ 病院来院者へのスクリーニング（水際対策）

　病院への来院目的は様々である．自身の診療・入院やその付き添い者，面会者（基本的には制限されている）や業者も含めると日々多くの方が病院を訪れる．そのすべての人に同様にスクリーニングを行う必要がある．

1. 入館・退出者の動線分離
　入館者と退出者の動線が重ならないよう出入口を集約し管理可能な範囲にする（図1）．警備員や事務職員による誘導を行う．

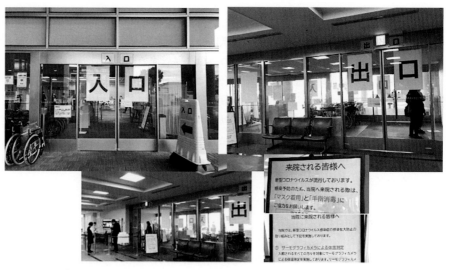

図1　正面玄関

2. マスク着用の徹底
　入館者にはマスク着用を徹底する．マウスシールド・フェイスシールドのみは認めない．持参していない人へはマスク自動販売機を案内する．

3. 入館時の体温測定

　基本的に入館前に有症状・発熱者には自己申告を促す．そのうえで入館者全員にサーモグラフィーカメラを用いた非接触体温測定を行う．機器の特性として，検温時間が短いため入口での入館者の滞留を押さえ，液晶画面にサーモグラフィー画像をリアルタイムでスクリーニングすることで発熱者の自己認識も促すことが可能である．また，検査要員の人数を絞り込むことで対応者の二次感染のリスクも防ぐことが可能である．

4. 発熱を感知した場合の対応

　発熱を感知した場合，腋窩で体温再検を行い，入館時のスクリーニングチェックリストを記載する．「発熱の有無」以外に「呼吸器症状」「2週間以内の渡航の有無」「周囲の感染状況の確認」などを確認する．本来の疾患により熱や呼吸器症状を呈する他疾患の場合もあるため，担当医に連絡し，指示を仰ぐ．担当医は必要時感染症内科医へ相談し対応を検討する．

5. 各外来部門エリア内で症状を確認した場合

　サーモグラフィーは体表温度測定するため，外気温や服装に左右される．本人が無自覚の場合，自己申告無く目的地（受診先など）に到着することは起こりうる．目的地到着後に発熱や他の症状を確認し，COVID-19の疑いを否定できないと判断した場合，担当医は速やかに感染症内科医へコンサルトし，受診者を感染症内科外来へ移動させるなど対応を検討する．

6. 有症状で感染症内科外来受診予定の場合

　症状がある受診者の場合，事前に電話による問い合わせがあり予約を取るケースや，直接来院であっても病院職員に入館直前に状況を説明するケースが多い．

　感染症内科外来までは専用ルートで案内をするため，予約患者にはあらかじめ，下記の来院方法を伝えておく．

　　・病院到着後は，病院入口を入る前に，直接感染症内科外来に電話を入れ，到着したことを伝える．
　　・入口前にいる事務職員に感染症内科外来に受診する旨を伝える．

　受診者の状況（発熱の状態・症状の程度）に応じて「NCGM入口前スクリーニング」（図2）に従い適切な誘導ができるようにする．

　通常，正面玄関などには事務職員が対応することが多いが，有症状者増加時には医療従事者が入口時点から対応できるよう体制を整える．また，事務職員が容易に判断できるフローが必要となる．

B 感染症内科外来の整備

　これまで当院感染症内科外来では，渡航後感染症や重症感染症，既知の空気・飛沫・接触感染症などの対応が主であった．

　COVID-19を前提とした外来の運用は，感染状況に応じて速やかに対応を検討し実施する．必要がある．

NCGM 入口前トリアージ

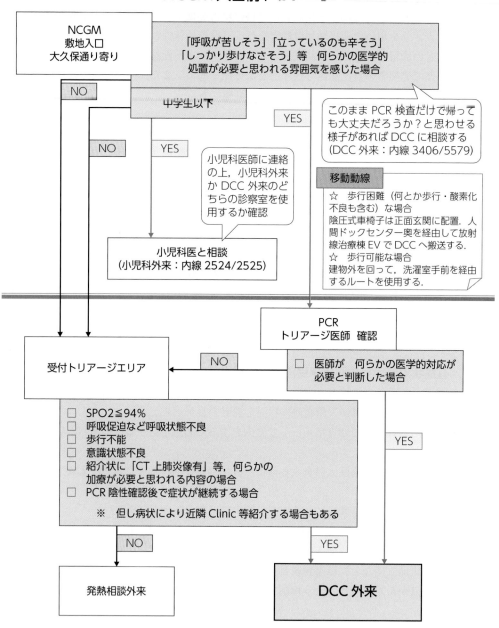

図2　有症状者のスクリーニングフローチャート

1. ゾーニング

増加する受診者の待機エリア増設や，汚染区域・緩衝区域・清潔区域などゾーニングを設定し周知徹底する．

2. 診療エリア調整

COVID-19 疑い以外の感染症診療エリアを変更し，接触が起こらないようにする．

C 発熱相談外来の開設

2020 年 3 月より始動した発熱相談外来は当初 20 名以下の受診者で推移し，正面玄関に配置された事務職員が「発熱の有無」を確認するだけで十分な状況であった．

しかし，3 月下旬より受診者が急増し，4 月上旬には連日 100 名を超える発熱相談外来受診者が来院した．また，そのころより呼吸状態不良者を認めるようになったことから，正面玄関でも医療従事者の介入が必要と判断し，看護師を正面玄関に配置，スクリーニング業務を展開した．介入のタイミングや，実施エリアなどは全体をみながら判断することが重要である．

発熱相談外来開設にあたっては，受付トリアージフローチャート(図 2)や発熱相談専用の受付票・問診表を準備するとともに，それぞれの役割を明確にする必要がある．

D COVID-19 疑い患者への留意点

通常，外来診療では受診受付・問診表記載・問診・バイタルサイン測定・医師の診療・各種検査の実施・薬剤処方・会計という一連の流れがある．しかし，COVID-19 疑いの患者は他患者との接触を最小限にするため，一般診療とは異なる動線で外来に入り，一連の流れを感染症内科外来診療エリアで完結させる．そのため，放射線診断部・薬剤部・中央検査部・医事職員と協働するための調整を行う必要がある．

1. 受診受付(事務職員)

①正面玄関ではフローチャートに従い，スクリーニングを行う．
②聞き取り内容を受付票に記載し，受診者に発熱相談外来の概要を説明する．
③NCGM のカルテ ID を付与し，保険証確認(外国籍の方は在留カードや学生証・パスポートのコピーも行う)のうえ，一時金を徴収する．併せて返金・追加請求の可能性も説明する．
④受診者のサージカルマスク装着を確認し，発熱相談外来(別の入口)へ案内する．

2. X 線・CT など(放射線診断部)

X 線は，基本的にポータブル撮影とする．COVID-19 では，胸部 CT が診断に重要な役割を果たすが，CT 撮影は受診者を移動させる必要がある．放射線部門と連携し，対応時間を決めて一般診療受診者と動線が重ならないよう調整する．

3. 薬剤処方(薬剤部)

既往症に係る処方は当該診療科の判断が必要となる．時期に応じて電話診療などで実施することを原則とする．

薬剤処方は，患者がスムーズに薬を受け取り帰宅できるようにする．以下にその一例をあげる．

例)

①COVID-19で多い症状別に処方薬を選定し，セット化する．

②①の処方箋のセットを感染症内科外来や発熱相談外来などに一定数配置する．

③②の配置薬から医師・看護師が薬剤を出し，受診者に手わたす．

④服薬指導は医師・看護師が実施する．

⑤カルテに記載し，記録として残す．

4. PCR 検査・検体検査・生理検査など(中央検査部)

PCR 検査検体採取は医師・臨床検査技師が望ましいが，その施設内で適当と思われる職種で対応可能である．

PCR 以外の検査(心電図・超音波や検体検査など)は，受診者の状況に応じて基本的に感染症対応エリアで完結することが望ましい．

5. 医事会計(事務職員)

通常，会計は実施された診療・検査・処方について診療報酬の算定から本人の保有する保険に応じて本人負担額が確定する．しかし，実施される検査・診察・処方の請求間違いのないようにしつつ早期帰宅ができるように，受診受付の際に一律の費用請求を行い，後日清算をするなど臨機応変な運用を行う．

E 来院者への配慮

1. 体調不良者の抽出

受診者の状態を適宜判断し，SpO$_2$ モニターや発熱・呼吸状態などから判断し，感染症内科外来へ受診先の変更を行う．感染症内科医師とチェック項目(図2)を共有し，見逃しのないようにする．

2. 受診者の状態観察

待機時間の間にも状態変化が起こりうるため，適宜声掛けを行う．

3. 紹介状の内容確認

感染症内科以外の診療科宛紹介状のなかに「発熱・呼吸器症状」など記載のあるケースもある．看護師は紹介状を確認のうえ，必要時宛先診療科医師とも連携し，適切な診療への支援を行う．

4. 不安・恐怖に対する精神的支援

不安・恐怖をストレートに表現する人がいる一方，不安や恐怖が攻撃性につながる人もいる．看護師は他の受診者への対応に専念できるよう攻撃的な患者への対応策をあらかじめ策定しておく．

5. プライバシー保護

　受診者のなかにはスマホで写真や動画を撮影する人もいる．そのような動作を認めたら，プライバシー保護のためであることを説明し，中止・消去を求める．

6. 待機時の安全確保

　場合によっては建物外で待機することも考えられる．雨風などから患者の体調不良がさらに悪化しないように配慮する．車いすでの搬送は医療職員が対応する．

F 携わる職員への教育

　このような感染拡大の場面では，日常的に感染症内科外来業務に従事していない医療従事者職員が配置されることも多々ある．すべての職員が「自身が感染しない」「感染させない」ことの重要性を認識すること，そのための教育を受けること（受けさせること）が重要である．医師・感染管理担当看護師から提供される情報資料の周知徹底やPPE着脱訓練を受けることが必要である．

d. 学習実習・外部研修受け入れ時の対応

　教育における臨地実習・研修は，知識・技術を実践の場面で理解する能力を養う場として重要であり，受け入れ施設は可能な限りその場を提供できるよう体制を整える必要がある．実習にあたっては，院内の感染対策を遵守するとともに，臨地実習・研修に際しての遵守事項を，学生・研修生，養成校に事前に周知徹底をしておく必要がある．

Ａ 事前チェックリストを記載し提出する(当日持参し担当者に提出する) (図1)

　臨地実習・研修期間中，学生・研修生であっても病院職員の一員として，院内で決められた感染予防策を遵守してもらう必要がある．自身の健康管理，日常行動を含めた感染予防策を理解し実施できるよう事前に依頼する．

記載日＿＿＿＿＿　所属施設＿＿＿＿＿＿＿＿＿＿　氏名＿＿＿＿＿＿＿＿

※過去14日以内の行動などについて回答をお願いします。
以下のいずれかに該当する場合は原則として研修は許可しません。

○	該当項目に ○ をつける。いずれも該当しない場合、一番下の（　　）内に○をつける。
	発熱（37.0°C以上）したことがあった あった場合の詳細 ①　　月　　日～　　月　　日に ＿＿＿＿＿°C ②受診（○をつけてください）：　有（　　　月　　　日）　　　無 ③②で有の場合、診断名：＿＿＿＿＿＿＿＿＿＿
	呼吸器症状があった　（咳嗽、痰、咽頭痛など） あった場合の詳細 ①　　月　　日～　　月　　日 症状＿＿＿＿＿＿＿＿＿＿ ②受診（○をつけてください）：　有（　　　月　　　日）　　　無 ③②で有の場合、診断名：＿＿＿＿＿＿＿＿＿
	味覚、嗅覚異常の出現があった あった場合の詳細 ①　　月　　日～　　月　　日 症状＿＿＿＿＿＿＿＿＿＿ ②受診（○をつけてください）：　有（　　　月　　　日）　　　無 ③②で有の場合、診断名：＿＿＿＿＿＿＿＿＿
	COVID-19陽性者との濃厚接触歴があった（防護具なしで1m以内かつ15分以上接触）
	自宅隔離を要請されている同居人がいた
	海外から帰国後14日以内の人と濃厚接触があった（防護具なしで1m以内かつ15分以上接触）
	研修開始日前日より遡って14日間以内に、繁華街・カラオケなど、人と密に会話するような飲食店・施設に立ち入ったことがある
	研修開始日前日より遡って14日間以内に、5人以上が参加する食事会や懇親会などに参加したことがある。
	研修開始日前日より遡って 14 日間以内に、海外渡航したことがある （渡航先：　　　　　　　　）　帰国日（　　月　　日 ）
	その他　（　　　　　　　　　　　　　　　　　　　）

（　　　）上記をすべて確認し、該当項目はありませんでした。

図1　各種研修・実習生などに際しての事前チェックリスト

B 臨地実習・研修期間中の遵守事項

1. 登院前の移動時には必ずマスクを着用し，病院内ではサージカルマスクを常時装着する（図2）．サージカルマスク（必要時 N95 マスクも）は，あらかじめ準備してもらう．

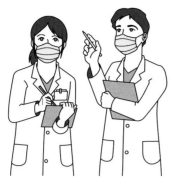

図2　サージカルマスクをして実習している
学生・研修生

2. 手指衛生を遵守する．
3. 研修前に，体温測定と呼吸器症状の有無など健康チェックを行う．
   a. 自宅にて体調不良がある場合は，登院せず担当者に連絡するよう周知しておく．
   b. 登院後の健康チェックで発熱など症状のある場合は，速やかに帰宅させるか，院内感染管理室に報告し受診を検討する．
4. 職員同様3密を回避するよう指導する．
   a. 振り返りやカンファレンスなど（図3）

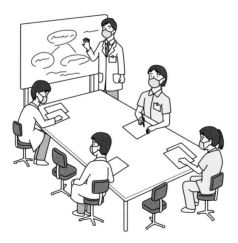

図3　カンファレンスをしている
学生・研修生

　①サージカルマスクを正しく着用する
　②窓とドアを開け換気をしながら行う．換気のできない小部屋はなるべく避ける．
　③座席の間隔を空け（最低1m），密にならないようにする．
　④30分以内で終えるよう考慮する．
　⑤終了後は環境整備（ドアノブや机など高頻度接触面）の清拭を実施する．

b. 休憩：特に休憩時間は賑やかになりやすいため，注意喚起をしておく（図4）.

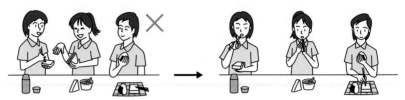

図4　休憩中の注意事項

①職員食堂，院内休憩スペースなど
○食事中の会話は控え，食事終了後は速やかにマスクを着用し退席する.
○パーテーションのない席では，対面飲食を避けるため，向かい合っての着座を避け，
　一定の間隔（最低1m）を設ける. 椅子を移動して1テーブルに集合しない.
○食事中にどうしても会話が必要なときは，ハンカチや紙ナプキンで口を覆うなど，飛
　沫が飛ばないよう配慮する.
②休憩室，学生・研修生控室
○ドアと窓を開け換気をよくする.
○休憩は時間をずらすなど，少人数となるよう考慮する.
○食事中の会話はなるべく控え，終了後はマスクを着用する.
○食事中にどうしても会話が必要なときは，ハンカチや紙ナプキンで口を覆うなど，飛
　沫が飛ばないよう配慮する.
○環境整備をこまめに実施する.

C 実習期間中に感染または，感染が疑われる学生・研修生が発生した場合（図5）

1. 臨地実習・研修受け入れ部門責任者は，対象の学生・研修生が発生した時点で，速やかに
   院内感染管理室へ報告し，指示を仰ぐ. このとき，対応が決まるまで同グループ全体の臨
   地実習・研修を中断する.

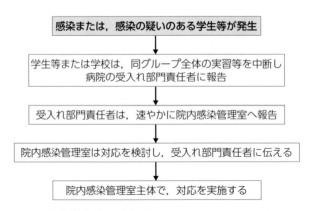

図5　感染または，感染が疑われる学生・研修生が発
　　　生時の報告ルート

2. 院内感染管理室は，状況を確認し，臨地実習・研修が継続できるかを含め対応を検討し，臨地実習・研修受け入れ部門責任者に伝える．対応は，院内感染管理室が主体で実施する．

D 院内で患者または職員から感染者が発生した場合

1. 院内感染管理室は，感染者の状況を確認し，必要時受け入れ部門責任者を通し学校などに報告する．
2. 感染者との濃厚接触が判明した場合には，同グループ全体の臨地実習・研修を中断し，対応を検討する．対応は，院内感染管理室が主体で実施する．

E 臨地実習・研修終了後の対応

1. 臨地実習・研修終了後 14 日の間は健康観察をするよう依頼する．
2. 健康観察期間中に，COVID-19 を疑う症状が出現した場合には，受け入れ部門の責任者に報告する．
3. 2. の場合，受け入れ部門責任者は速やかに院内感染管理室へ連絡し，対応を確認する．

文献

1) 一般社団法人ソーシャルワーク教育学校連盟．「新型コロナウイルス感染影響下における現場実習の実施について（お願い）」http://www.japsw.or.jp/ugoki/yobo/request20200714.pdf（2021 年 3 月 15 日閲覧）
2) 厚生労労働省医政局看護課．「新型コロナウイルス感染症の発生に伴う看護師等養成所における臨地実習の取扱い等について」https://www.mhlw.go.jp/content/000642611.pdf（2021 年 3 月 15 日閲覧）
3) 日本看護協会．「看護管理者の皆様へ―新型コロナウイルス感染症への対応 Ver.3 https://www.nurse.or.jp/nursing/practice/covid_19/kangokanri/pdf/nursing_manager_for_covid_19_ver3.pdf（2021 年 3 月 15 日閲覧）

e. 職員のメンタルヘルス

　新型コロナウイルス感染症(COVID-19)患者への対応をしている医療者の不安や恐怖は計り知れないものがある．自分や他者に対する感染リスクへの不安や，差別・偏見などから COVID-19 の対応をしていることを家族や友人などに話せない・伝えたくない，あるいは家族に感染させることを恐れて，家族とも距離を置いて生活している人もいる．また，自粛生活に伴う社会活動への制限などは，ストレスコーピングにも影響する．COVID-19 罹患者に接する機会の多い医療者のストレスや抑うつなどのメンタル不調に関しては様々な研究報告があり，早期からの予防策が重要であると示唆されている[1,2]．

　平常時とは異なる状況下で働くことによって生まれる負担に対し，職員のメンタルヘルスケアを担っている当院の産業保健部門では，専任のスタッフ(精神科・心療内科医師，精神看護専門看護師，公認心理師)で協議を重ね，職員の心理的支援を強化してきた．ここでは，職員のメンタルヘルスを保つために実践してきた対応として，厚生労働省が推奨している労働者の心の健康の保持増進のための 4 つのケア(セルフケア，ラインによるケア，事業場内産業保健スタッフによるケア，事業場外資源によるケア)[3]に沿って述べるとともに，職員自身が工夫してきたことについても報告していきたい．

A セルフケア

1. メンタルヘルスに対する正しい理解

　人はストレスを感じると，身体や心，行動に様々な変化が現れる．前述のとおり COVID-19 特有のストレス要因(図 1)もあり，心身に大きな悪影響を与えかねない．そのため自分自身のストレス要因を知り，早めに対処していくセルフケアが非常に重要となる．また，長期化する慢性的なストレスは，今は持ちこたえていても状況が改善したあとに，バーンアウトや抑うつ状態に移行することもある．そのため日ごろのストレスケア(食事・睡眠・休息・気分転換など)やメンタルヘルスの正しい理解について職員に周知していく必要がある．

2. セルフケアの情報提供

　感染流行拡大当初は，何もかも手探り状態で対応しなければならず，感染リスクへの不安や恐怖と闘いながらも強い使命感や責任感から，疲労困憊するまで業務に専念している職員もいた．また，COVID-19 に対応するための新たな人員配置が編成され，他部署の支援スタッフとともに業務を遂行することで，対人関係やコミュニケーションがうまく循環しなくなることなども懸念された．そこで，COVID-19 対応者とそのチームリーダー・管理者向けに，セルフケアとコミュニケーションに関する参考資料(以下一部抜粋，図 1)を作成し，全職員に周知して誰でも閲覧できるようにした．

3. ストレスへの気づき，対処

　自身の今の状況や心の状態への気づき，理解するのに役立ててもらうために，心理・行動・

・先行きの見通しが立たない
・通常業務＋感染対策による業務量の増加
・感染対策の知識・経験不足
・普段と異なる環境・装備での看護
・未知の感染症に対する看護
・担当現場から感染症者の出る可能性
・刻一刻と情報が変化する
・活動を公表できない
・家族に活動について話せない
・家族が不安になっている

・実務経験が少なく自信がない
・判断をゆだねられたり，頼られる重圧
・出来るのが当たり前と思われる
・コミュニケーションが不得手
・職務に対する意識の違い
・慣れない場所への支援・対人関係
・上司・同僚に相談しにくい環境
・個人的な素因（性格・ストレス耐性など）

心理的変化
・怒り・憤り
・気分の落ち込み
・気分の高ぶり
・不全感
・罪悪感
・緊張感の持続
・焦り・イライラ
・自信が持てない
・孤立感，見放された感覚
・不安の増大

行動の変化
・集中力の低下
・作業能力の低下
・過度な情報収集
・過度な行動の制限
・コミュニケーションを避ける
・人の目を過剰に気にする
・危険を顧みなくなる
・業務に過度に没頭する

体の変化
・不眠などの睡眠の変調
・食欲の低下・過剰
・自宅でも仕事のことが頭から離れず，気が休まらない
・身体的な消耗・疲れやすさ
・慢性的な疲れ
・腹痛や頭痛

図1　**新型感染症に対するストレス要因と反応**

体の変化に関するストレスチェックリストを作成し，院内の情報共有システム（グループウェア，当センターでは Office365 を使用）を用いて，簡単に閲覧できるようにした．また，自由記述欄も項目内にいれ，率直な思いを記載できるようにした．回答は任意とし，ストレス結果や自由記述内容については，個人が特定できない形とした．それらを産業保健スタッフや，職員の健康管理を運営している安全衛生委員会で，共有し現状の把握に努めた．

B 管理者が部下に行うラインケア

　ラインケアとは，職場のメンタルヘルス対策において，管理者（職場長を含む）が，部下からの相談対応や，職場環境などの把握と改善を行っていく取り組みのことを指す．

1. 職場環境の把握と改善

　高ストレスな状況下においては，個人で対処するにも限界がある．そのため，管理者が職場環境の把握や改善を図り，職員が働きやすい環境作りを行っていく必要がある．しかし管理者自身も多忙を極め，高ストレスな状況に置かれている時には，各職員の状況まで十分に把握することが困難な場合もある．そのため産業保健スタッフが定期的に病棟ラウンドを行い，職員の様子を観察し，困りごとや要望のヒアリングで得られた内容から，組織として対応できそうなことがあれば，管理者や職場長，感染管理対策部門とも情報共有や連携し支援した．
　COVID-19 対応病棟の看護師と看護師長が体験した不安・困難・ストレスに感じたこと，取り組み，結果について表1に示す．

表1 COVID-19 対応病棟の看護師と看護師長が体験した不安・困難・ストレスに感じたこと，取り組み，結果について

【病棟看護師】

不安・困難・ストレスに感じたこと	取り組み	結果
<感染リスクに対する不安と恐怖> ・COVID-19 陽性患者が日本中で増えていく報道を目の当たりにし，不確かな情報のなかで看護師として対応しなければいけないこと ・自身の感染や他者へ感染を仲介するリスク（一般患者，家族やパートナー，スタッフ同士など）への不安	・毎勤務前に体温や感冒症状の有無を用紙に記載して，問題がないか確認した． ・毎朝のミーティングで，不安や不明なことについて情報共有し，医師や上司，感染管理認定看護師に相談し対応を検討した． ・患者受け入れによって起こりうる心理的変化やセルフチェックシートを，休憩室前の廊下に張り出してセルフケアの知識を得ていくようにした． ・自分達が感染しないよう，睡眠と食事をしっかりとるようセルフケアを心がけた．	・感染予防対策を徹底していれば，大丈夫だということが理解でき安心した． ・感染予防対策をとりながら，日常の暮らしが徐々に戻ってくることで安堵感が持ててきた． ・スタッフ全体のセルフケアへの意識が高まった．
< PPE 使用，感染予防対策へのストレスと負担感 > ・感染予防グッズの補充・管理，不足への不安 ・PPE 着脱に不慣れなスタッフへの不安 ・PPE 着脱に時間を要することへの疲労，ストレス	・感染予防対策の徹底，PPE 着脱のポスターなどをナースステーションや廊下に張り出すことで可視化し，感染予防の徹底を実施した． ・感染予防への注意喚起について，お互いに声を掛け合った． ・状況に応じたモニターでの行動把握や，訪室時に要件をまとめて行うようにした． ・何事があっても対応時は PPE を装着してからと全員で統一した．	・感染対策の知識，技術が向上することで，過度に怖がらず，冷静に対応できるようになった．また，感染予防に必要なグッズが，適切に管理されていたことで安堵感が持てた． ・感染対策に強い病院に働いていることを自覚し，自信を持つようになった．
<職場環境の変化に対するストレス> ・患者受け入れ態勢を構築するために病棟編成をすることによって起こる不慣れな環境（物品置き場など） ・職場異動や支援スタッフとの関係作り	・日々更新される情報と確認した事項を対応マニュアルに記載し，更新を繰り返した． ・支援スタッフの業務手順の作成やオリエンテーションの強化	・日々の疑問を解決してマニュアル化することで安心感が持てた． ・支援スタッフに感謝の気持ちを持つことができた．
<職員間のコミュニケーション> ・支援スタッフや複数科の医師との不慣れな連携 ・COVID-19 対応病棟ではないスタッフとの温度差や孤独感（自分達だけが大変な思いをしていると感じる）	・不安要素を改善するよう医師との情報共有を強化した． ・元気がなく辛そうなスタッフを見かけたら，メールや声を掛け合うようにし，スタッフ間のコミュニケーションを強化 ・危機を乗り切るためにお互いに声を掛け合った．	・今は皆で頑張っていく時期だからと，自然にマイナスなこと，他者を責めるのは止めていくような雰囲気になり，前向きな発言が増え，スタッフ間の信頼関係が高まっていった． ・病棟内での団結力や感染対策への意識が高まった．
<患者対応> ・感染予防に対する理解ができず，治療に協力が得られにくい認知症やせん妄患者への対応 ・PPE の着脱に時間を要するため，ナースコールや医療機器アラーム，吸収などにすぐに対応できないジレンマ ・小児や妊婦など普段かかわらない患者への対応 ・人工呼吸器や ECMO の取り扱いに不慣れ ・亡くなる患者・家族への対応 ・重症患者の面会制限	・他病棟からのリリーフスタッフへの指導や他病棟への研修で知識・技術を得た． ・感染対策中でもいつもどおりの看護ができるよう工夫したり，現在優先する事項を明確化した． ・患者・家族に丁寧な説明を繰り返すことを心掛けた． ・普段かかわる機会の少ない小児や妊婦への対応については，専門領域の研修を企画・実施した． ・患者の気分転換活動についてカンファレンスで検討し，余暇活動や遊び道具を用意した． ・状況により，オンライン面会を取り入れた．	・感染を拡大させないことを第一優先としそのなかでできる看護を心がけることで，葛藤がやわらいだ． ・家族が自由に面会できない状況は医療のなかで不燃感を持つことが多く，せつない感情は引き続き抱いている． ・患者の心理的負担に寄り添えるようになった． ・新しいことへのチャレンジや学びに対して，ポジティブに考え行動した． ・最先端の治療を行っていることへの誇りとやり甲斐を感じられた．
<他者との交流や社会活動の制限> ・食事中に同僚と会話できないので，休憩室でもリラックスできない ・日常行動まで強く自制や制限が求められること ・帰省できない（家族から帰省するなと言われる）辛さ ・ゴールのないマラソンのような疲労感や負担感 ・医療者であることが近所や周囲へ知られることへの恐れ	・休憩室に消毒薬を常備して，環境整備を徹底した． ・蜜とならないように休憩室を 2 室に分けた． ・直接愚痴を言い合うことはできないで，スマートフォンのメールなどでやりとりしていた． ・医療者であることを，近所や周囲に知られないよう注意するようになった．（子供の同級生や親にも言わないようにした）	・3 蜜にならない環境を心掛け，今までどおりリラックスできるようになった． ・行動に自制を持つことに慣れてきた面があるものの，自粛生活への不燃感は続いている．
<入・退院対応> ・陽性疑い患者の PCR 検査結果で陰性が確認される夕方・夜間でも他病棟へ転棟する ・COVID-19 陰性患者の転棟の際，患者受け入れ病棟への申し訳なさや非協力的なときの不満感 ・業務負担の偏りや，入院書類・看護記録の負担	・ベッド状況を共有し，入院手順を明確化した． ・多忙な時間帯にマンパワーが増えるよう，遅出などを導入した． ・COVID-19 患者用のクリニカルパスを作成・導入した．	・マンパワーが増えることで焦ってしまう気持ちを和らげた． ・日々増減する患者のベッドコントロールに疲労は強かったが，落ち着いて行動できた． ・入院対応への業務が簡略化され，負担感が軽減された．

【看護師長】

不安・困難・ストレスに感じたこと	取り組み	結果
<スタッフの体調管理・メンタル支援> ・病棟スタッフの感染リスクへの不安や心配 ・身体・精神面への対応	・スタッフの体調を確認し，状況に応じて業務軽減や休暇などの勤務調整を実施した． ・メンタルの不調については，産業保健部門と連携支援した． ・スタッフの想いをミーティングや個別面接を通して確認した． ・スタッフの同居家族の体調変化についても報告を受け対応した． ・感染対策中でも，普段どおりの看護ができるように助言・指導した． ・不安要素が改善するように医師や感染管理認定看護師，多職種と連携できるよう調整した．また，勉強が追いつかない状況の看護師もいるが，チームで患者を診ていることを強調し安心感が得られるようにした． ・スタッフへの感謝，労いや励ましを行い，働き易い職場環境作りに徹した． ・スタッフと苦悩を共有するとともに，感じていることを上層部とも情報共有し，病院全体の問題として取り上げてもらった．	・感染管理の徹底を日々訴えて，予防につながることで，病棟全体に落ち着きが出た． ・スタッフが笑顔で働けるようになった． ・院内感染者は出ておらず，心身の不調による長期の病休者は出ていない． ・スタッフとのコミュニケーションが増え，信頼関係や職場全体の士気が高まった．

<組織からの支援>
・看護部の支援体制を強化し，他部署からリリーフの支援看護師が来てくれてとても助かった．
・毎日，感染管理認定看護師が病棟ラウンドし，不安や疑問に対して回答してくれ，対応マニュアルをアップデートできたので安心や自信につながった．
・メンタルヘルスケアチームのラウンドや，体調確認などの声かけに対し，自分達のことを気にかけてくれているのがわかり嬉しかった．
・外部からの応援メッセージや支援内容などを，メールなどで全職員に公開してくれたことが，励みやモチベーションにつながった．

2020.11 現在

2. 部下のメンタルヘルスに対する管理者の対応

　看護師長は，部下の体調や精神状態を確認し，普段と違う様子があれば面談し，状況に応じて業務軽減できるような勤務調整や産業保健スタッフへの相談につないでいた．看護師長が実践したスタッフへの具体的な対応については，表1を参照とする．その他の医療者も様々な困難への対処をしていた．院内のなかでも COVID-19 対応病棟とそうでない病棟とは，温度差を感じる場面は少なからずあったが，医師の負担感も各診療科によってやや異なっていた．

　COVID-19 の診療に携わる医師は，初期（2020 年 2 月初旬から 3 月初旬）から第 1 波（3 月末から 5 月初旬）にかけて，治療法が確立されていないなかで患者数が増大していくことによって様々な不安の増大が認められた．多忙を極め，身体的疲弊も極度に達することで，ストレスも非常に高い状況となっていた．そのため，管理者の采配で積極的にまとまった休暇がとれるよう調整されていた．

　臨床工学部門では，人員配置として実働役と指示役の 2 人 1 組で対応すること，特定の人だけでなく技士全員が対応することを心掛けていた．日ごろから N95 マスクの装着や PPE トレーニングなどを行っており，皆で平等に対応することがストレスの軽減につながっていた．

　このように，高ストレスな状況にいる部下が，不安の渦に巻き込まれて冷静さを失わないように，管理者が隅々まで目を配り，安心できるような声かけや多職種との連携，環境調整に尽力されていた．管理者がともに困難への対処を行い，スタッフが肯定的な経験をしたことで，病院・病棟全体の凝集性が高まり，士気の向上につながったと思われる．

C 産業保健スタッフによるケア

1. メンタルヘルス対策が効果的に実施されるように専門スタッフが支援

　職員の個別面談は，専任の産業保健スタッフ（精神科・心療内科医師，精神看護専門看護師，公認心理師）が行っており，状況や希望に応じて，電話，メール，オンライン面談なども活用した．

　相談者のなかには，家族や同僚・職場上司には，不安やストレス，現状への不満などの本音を話せず，感情を抑制しながら，体調不良でも無理して出勤しているといったケースもあった．特に持病がある職員や，家族に子供や高齢者が居る職員は，感染リスクへの不安や恐怖感を強く抱いており，それぞれの置かれている立場や受け止め方の違いに大きな差が生じていた．相談者には，セルフケア，ストレスマネジメント教育を行い，職場内の環境や対応改善が必要と判断した場合には，相談者の同意を得たうえで職場管理者に状況報告し，ともに対応を検討していった．

2. 職場環境への対応

　癒やしのポスターを作成する．日々の忙しい業務のなかでもふっと力が抜けて和めるような癒やしのポスターを用意し，COVID-19 患者を受け入れている病棟に配布．ナースステーション内に掲示してもらった．ポスターを作成するにあたり，COVID-19 対応の最前線で奮闘している職員に対し，心から感謝していることを伝えたい，自分たちのメンタルヘルスにも意識を向けてほしいとの願いから，可愛い動物や自然の風景写真内に，「ありがとう」やクスッと笑える一言メッセージと，職員相談の連絡窓口，疫病退散の妖怪アマビエのイラストを挿入した．ICU では，飛沫感染防止用のビニールカーテンに，それらのポスターを貼ることで，温かみの

ある空間に変わった.

D 事業場外資源によるケア

相談者の不安，抑うつ症状などが日常生活や仕事にも影響している場合には，メンタルクリニックへの受診を勧奨し，受診後の体調確認についても継続フォローしていった．相談者が病気休暇することになった際には，復職前に産業医と精神看護専門看護師とで面談し体調確認したうえで復職可否を判断，再燃予防対策への助言や職場環境調整について関係部署への働きかけを行った．

その他，地域の事業者や飲食店，学校，個人（患者・家族も含む）などからの応援や感謝の言葉とともに物資の寄付などにより，職員は励まされ，社会の役に立っていることを実感することも多かった．

E おわりに

COVID-19対応の最前線で働く職員に対して，産業保健部門では，病院管理者と連携しながら，メンタルヘルスケアを推進し，職員をエンパワーメントしていくことに力を注いできた．

セルフケアや，管理者が部下に行うラインケアに関する情報提供，個別相談，緊張緩和を目的にした癒やしのポスター配布などを通して，メンタルヘルスに対する意識が向上するよう務めたが，多忙を極めている現場のニーズや状況把握には難渋した．

一方，職員との個別面談では，現実として生じている困りごとや不安，不満を抱えながらも同僚や職場上司には言えずに感情を抑制し，限界まで我慢してストレス症状が表面化するケースもあった．様々な問題を抱え支援が必要であるにもかかわらず，多忙さゆえに支援の必要性を自覚できない人や自発的な申し出をためらう人は多いと思われる．そのような職員への見守りや声かけなどのアウトリーチ活動や管理者との情報共有，相談しやすい関係作りの必要性も強く感じた．

救命できなかった患者や医療の限界に直面し，無力感や不全感に打ちひしがれながらも，真摯に患者と向き合い，できる限りのケアを行い続けている職員の姿を見て，著者自身も改めてケアの原点に立ち返ることができた．COVID-19対応病棟の職員からは，「最初は大変だったけれど，経過とともに以前よりも仕事へのやり甲斐が増し，同僚との人間関係が良好になり職場の雰囲気が改善した」との発言もあった．

このような逆境からの回復と成長（posttraumatic growth：外傷後成長）を促進させた要因には，各自の努力と周囲からの承認や保証を得ながら，安心・安全に業務が遂行できるような環境調整について組織を上げて取り組み，意思統一できたことが大きいのではないかと考える．

今後もCOVID-19対応の長期化が予測されるため，引き続き職員のメンタルヘルスの維持・向上に向けた多方面からのアプローチを継続していく必要がある．

文献
1) Lai J, et al. Factors associated with mental health outcomes among health care workers exposed to coronavirus disease 2019. JAMA Netw Open 2020; **3**: e203976.
2) Galehdar N, et al. Exploring nurses'perception of taking care of patients with coronavirus disease (COVID-19): A qualitative study. Nurs Open 2020; **8**: 171-179.

3) 厚生労働省．職場における心の健康づくり～労働者の心の健康の保持増進のための指針～(2017)
   https://www.mhlw.go.jp/stf/seisakunitsuite/bunya/0000055195_00002.html (2021 年 3 月 15 日閲覧)
4) 日本精神神経学会 精神保健に関する委員会 産業保健グループ(2020)．新型コロナウイルス感染症：働く人のメンタルヘルスケアや産業保健体制に関する提言
   https://www.jspn.or.jp/uploads/uploads/files/activity/20200516_03r.pdf (2021 年 3 月 15 日閲覧)
5) 日本赤十字社(2020)．感染症流行期にこころの健康を保つために―隔離や自宅待機により行動が制限されている方々へ
   http://www.jrc.or.jp/activity/saigai/news/200327_006138.html (2021 年 3 月 15 日閲覧)
6) 国立国際医療研究センター　国立感染症センター(2020)．新型コロナウィルス感染症流行時の患者・家族・職員への倫理的配慮―感染管理や感染症看護を担当する看護師による事例集―2020 年 2 月 21 日作成 第 1 版
   http://dcc.ncgm.go.jp/core/pdf/20200221_1.pdf (2021 年 3 月 15 日閲覧)

f. PCR 検査スポットの運営

新型コロナウイルス感染症(COVID-19)の感染拡大により，新型コロナ外来(帰国者・接触者外来)だけでは，PCR 検査が十分に実施できない状況が生じ，PCR 検査体制の整備が喫緊の課題となった．その対策として，地方自治体，医師会，地域の医療機関等が協力して PCR 検査スポット(PCR 検査センター)を設置し，COVID-19 感染が疑われる有症状者，濃厚接触者が必要に応じて滞りなく PCR 検査を受けられるように体制が整えられた．

国立国際医療研究センター(NCGM)では新宿区からの委託事業として，2020 年 4 月末から 8 月末まで，敷地内でテントを設置し，PCR 検査スポット(新宿区新型コロナ検査スポット)の運営を行った．NCGM での経験をもとに PCR 検査スポットの運営について述べる．

A 新宿区新型コロナ検査スポット設置の経緯とその特長

COVID-19 の感染流行に対して，新宿区では，新宿区，新宿区医師会，新宿区内の基幹病院(慶應義塾大学病院，東京医科大学病院，東京女子医科大学病院，JCHO 東京新宿メディカルセンター，JCHO 東京山手メディカルセンター，聖母病院，NCGM)が協力して，COVID-19 医療体制モデル(通称：新宿モデル)を構築し対応を行った．NCGM における PCR 検査スポット(新宿区新型コロナ検査スポット)はこの新宿モデルの一環として設置された．医師会からは医師，基幹病院から，医師，看護師，臨床検査技師，事務のスタッフが派遣され，PCR 検査スポットはオール新宿体制の多施設，多職種での運営となった．

新宿区新型コロナ検査スポットでは，限られた時間でなるべく多くの PCR 検査を効率的に行える体制を整えた．業務はできる限り簡素化し，職種による分業化を図った．分業の例として，PCR 検査のためのスワブによる鼻腔からの検体採取を臨床検査技師が行うこととした．

受診者は医療機関(クリニック・医院)からの紹介を原則とし，紹介状(診療情報提供書・予診票)も所定の書式のみ(図 1，図2)を使用し，患者の持参，あるいは事前の FAX での送付を必須とした．行政検査である PCR 検査のみを行うこととし，その他の検査，投薬，治療などが必要な受診者は，トリアージをして病院の感染症内科を受診させ，計算・会計などの業務が生じないようにした．受診者が受付を行ってから約 10 分で帰宅できるようにし，午前中の 3 時間で 200 件以上の検査が可能な体制とした．

B PCR 検査スポットの運営

1. 設置場所

検査スポットの設置する場所の条件は，病院への来院者と導線を完全に分離することと，受診者同士が十分な距離(ソーシャルディスタンス)を保つことができることである．新宿区新型コロナ検査スポットでは，多数の受診者が想定されたため，NCGM 内の駐車場に仮設テントを設置し(図3)，受診者の対応を行った．テントは受付，トリアージ(問診・診察)，PCR 検査，検査後説明と各々の用途に分けて設置した．受診者が受付から検査後説明まで戻ることなく一

検査スポットID

新宿区新型コロナ検査スポット 宛
FAX：○○○○-○○○○
TEL：○○○○-○○○○

FAX

検査ラベル貼付箇所

保健所には発生届と一緒に送付をお願いします

令和　年　月　日

令和　年　月　日

診療情報提供書

新宿区新型コロナ検査スポット　ご担当先生
下記新型コロナウイルス感染の疑いの所見あり，PCR検査をお願いしたく存じます。　2〜7及び2枚目を記載

提出者情報	
医療機関名称	
住所	
電話番号	
ファックス番号	
医師氏名	

保健所報告書

新宿区新型コロナ検査スポット
1，8，9を記載

1．検査結果等	
※検査採取日	令和　年　月　日
※検体の種類	□咽頭　□鼻腔
◇検査結果	□陽性　□陰性
◇検査結果判明日	令和　年　月　日
◇陽性結果説明 （土日祝日）	□済　□連絡つかず 医師氏名（　　　　　　）

2．患者情報

ふりがな		生年月日・年齢	MTSHR　年　月　日（　）歳
氏名		性別	□男　□女

職業	□飲食業・接客業　□医療従事者　□子どもに接する職業　□学生 □福祉施設・介護サービス等従事者　□家事従事　□無職　□その他（　　　　　）	詳細

住所	〒		国籍	

現時点の居所	□同上　□その他（〒　　　　　　　　　　　　　　　　　　　　）
在住在勤在学の別	□区内在住　□区内在勤・在学（名称　　　　　　　　　　　　）

電話番号（自宅）		携帯番号		メールアドレス	

同居家族	□あり（□高齢者　□基礎疾患者　□免疫抑制状態者　□妊婦　□医療従事者等）　□なし

3．患者本人以外の連絡者

ふりがな		続柄	
氏名			

電話番号（自宅）		電話番号（携帯）	

4．医師による確認事項

アレルギー等	□なし　□あり（薬剤・食物名　　　　　　　　　　　　　　　　　　　）	
妊娠の有無	□なし　□あり	ありの場合月齢	か月
喫煙の有無	□なし　□あり	喫煙歴	□なし　□あり

基礎疾患の有無	□糖尿病　□高血圧　□脂質異常症（高コレステロール血症）　□脳血管疾患　□認知症 □心不全　□呼吸器疾患（COPD等）　□免疫抑制剤の使用　□抗がん剤の使用　□透析治療中 □その他　（　　　　　　　　　　　　　　　　　　） 上記疾患の状況・処方

5．症状あるものにチェック	6．本日の処方
□咳・鼻水　　（　　　　　　）日前から □発熱　　　　（　　　　　　）日前から □全身倦怠感　（　　　　　　）日前から □呼吸苦　　　（　　　　　　）日前から □その他の症状（　　　　　　　　　　　）	
	7．検査結果・備考
	体温（　　　）℃　SpO2（　　　　）% □胸部レントゲン（□肺炎あり）　　□CT（□肺炎あり） □その他（　　　　　　　　　　　　　　　　　　　）

発症年月日	年　月　日

※1枚目2枚目の ▢ の欄はかかりつけ医で記載　※は検査当日，◇は検査判明日に新型コロナ検査スポットで記載

図1　診療情報提供書

氏名：

新宿区　新型コロナ検査スポット予診票

問診：患者さま本人，あるいは電話で情報聞いた医療者が記載

ア　下記にあてはまる症状がありますか
　　□歩いている際の強い息切れを感じる　□激しい胸の痛みやのどの痛み，腹痛
　　□十分な水分がとれない（目安として，食事をしていない場合で1日1リットル未満）　□なし

イ　最初の症状が出てから，同居者以外で会った方はいますか（友人や同僚，主治医など）
　　□いいえ　□はい　→　どなたですか（　　　　　　　　　　　　　　　　　　　　　）

ウ　周りに新型コロナウイルス感染症と診断された方がいますか
　　□いいえ　□はい　→　どなたですか（　　　　　　　　　　　　　　　　　　　　　）

エ　症状が出る2週間前までの間に，人が集まる場所に行きましたか　※（　）内に頻度，詳細を記載
　　□バー・キャバレーなどの飲食と接客がある場所（　　　　　　　　　　　　　　　　　）
　　□カラオケ（　　　　　　　　　）　□居酒屋（　　　　　　　　　）　□飲食店（　　　　　　　　　）
　　□その他（　　　　　　　　　　　　　　　　　　　）　□どこにも行っていない

オ　ここ最近，海外渡航歴はありますか
　　□いいえ　□はい　→（国名：　　　　　　　　　　　）（期間：　　　　　　　　　　　）

この検査の実施により得た個人情報は，感染症予防上の必要から保健所等に提供する場合があります。

-------------------------------- 以下，新宿区新型コロナ検査スポット使用欄 --------------------------------

本人確認	□健康保険証　　□運転免許証　　□マイナンバーカード　　□その他（　　　　　　　）

8. 患者の症状等　※（検査スポット受診日　　　　年　　　　月　　　　日）

※検査依頼時点の症状	□5と同じ　□それ以外の症状（具体的に記載　　　　　　　　　　　　　　　　　）

※状態	体温：（　　　　　　）℃ 脈拍： SpO2： □　呼吸数＞25	※指示	□帰宅（処置なし，重症度：軽症） □NCGM外来（重症度：中等症以上） □検査適応なく，PCR検査実施せず 医師サイン（　　　　　　　　）

9. ※結果送付先

□住所と同じ　□住所と異なる（　　　　　　　　　　　　　　　　　　　　　　　　　　　）

〒

図2　予診表

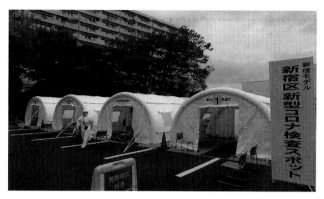

図3　新宿区検査スポット

方向で流れるようにした．受付と検査後説明のテントは各々1箇所，トリアージテントとPCR検査テントは各々3箇所設置し，受診者が多いときにはトリアージとPCR検査は複数のレーンで受診者が流れるようにした．

　これらとは別に，事務局，ミーティングルームなどが必要となるが，受診者の立ち入りがないため，これらについては院内の施設を利用した．

2. 概要（患者の流れ）

　検査スポットの概要を受診者の実際の流れに沿って説明する（図4）．

　受診者は，受付で書類（所定の診療情報提供書）と本人確認を行ったあと，検体容器と伝票を受け取り，トリアージテントへ移動する．トリアージテントでは医師・看護師により問診・診察が行われ，重症と判断された場合には感染症内科外来へ案内される．それ以外は，PCR検査テントへ移動し，臨床検査技師により検体採取が行われる．検査終了後は，検査後説明テントに移動し，検査後の注意，結果の報告などについて説明を受けたあと，帰宅となる．

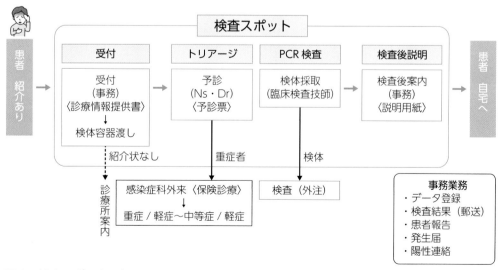

図4　検査スポットの概要

3. 人員配置

　各部署（テント）の人員配置は，受付には事務が5名，トリアージテントには医師と看護師それぞれ1名，PCR検査テントには臨床検査技師と看護師それぞれ1名，検査後案内テントには看護師2名とした．また，検査スポットの全体を統括する現場リーダーの看護師を1名，事務局にはデータ登録，発生届作成などの事務作業を行う事務を2名配置した．

4. 感染管理

a. ゾーニング

　受診者が通る動線にあたるテント（受付，トリアージ，PCR検査，検査後説明）はすべて汚染区域とした．個人防護具（personal protective equipment：PPE）の着脱ができるように汚染地域に隣接した専用のスペースを設けた．事務局，ミーティングルーム，休憩室は清潔区域とした．

b. PPE

　PCR検査スポットにおけるPPEマニュアル（表1）を示す．PCR検査スポットの業務が初回となるスタッフには，必ずオリエンテーションを行った．着脱にあたっては，できる限り自分一人では行わず2人一組でお互いに確認した（バディシステム）．

表1　検査スポットにおけるPPEマニュアル

個人防護具（PPE）選択の原則
○スタッフ全員，サージカルマスクは着用 ○対面で話を聞く→フェイスシールド，キャップ ○ある程度の密閉空間でエアロゾル曝露のリスクが高い→N95マスク ○受診者あるいは受診者環境（持ち物など）との直接接触がある→長袖ガウン，二重グローブ
PPE着脱
○着用は専用スペースで行う（スクラブやディスポ手術着は更衣室で着替え） ○患者1名ごとに上の手袋を取り替え，アルコール手指消毒を行う ○明らかに患者体液を浴びた場合にはガウンやフェイスシールドを取り替える（少量の場合にはショードックなどで拭くだけでもよい） ○脱衣はトリアージブース出口で行う
各スタッフのPPE
○受付事務・医師・看護師：ガウン，サージカルマスク，フェイスシールド／ゴーグル，二重グローブ ○外回り事務：サージカルマスク ○検査技師：ガウン，N95マスク，フェイスシールド／ゴーグル，タイベック，二重グローブ

c. 環境整備

　受付までの受診者はソーシャルディスタンス（約1m以上）をとって並ぶようにした．受診者が待機のために座る椅子の間隔もソーシャルディスタンスを取った．受診者が座る椅子やPCR検査を行った周囲は，1人が移動するごとに環境清掃用のシート（ルビスタ®など）で速やかに清拭を行った．

5. 運営上のポイント

　新宿区新型コロナ検査スポットは，多職種・多施設からの人材によって構成されていたため，業務の簡素化と分業化，また，スタッフ間のコミュニケーションと情報の共有を運営のポイントとした．

　業務はできる限り定型化し，職種ごとに業務マニュアルを作成した．各職種にはリーダーを

おいて，はじめて業務にあたるスタッフへのオリエンテーションや各部署での管理を行った.

　検査スポットの開始前には毎日，必ずスタッフが全員集まってミーティングを行い，情報共有をはじめコミュニケーションを図る場とした．ミーティングでは当日のリーダーの紹介だけでなく，全員が自己紹介を行うことした．全体を統括する現場リーダーの看護師がホワイトボードに当日の各スタッフの業務の割り当てを確認しながら記載し，その日の一人ひとりの業務を明確にした．また，検査スポットの受診者数や検査の陽性率をはじめとした受診者の動向などを随時報告して情報を共有することにより，参加しているスタッフが検査スポットの一員であることを意識できるようにした.

C PCR 検査スポットの業務の実際

　新宿区新型コロナ検査スポットにおける各職種の業務マニュアルを示す.

1. 医師業務
　役割：問診・診察による受診者の状態評価とトリアージ，発生届の作成
a. トリアージテントにおける業務
　①バイタルを含む診療情報提供書・保健所報告書(以下，検査スポット記録)を確認する.
　②かかりつけ医受診から当院受診までの間に体調に変化はないか確認する.
　③受診者から医学的な質問などがあれば回答する.
　④問題がなければ，「予診票　8. 患者の状態」を記載し，医師サインを記載する.
　⑤患者が「感染症内科外来への誘導基準」(表2)を満たす場合には，看護師リーダーに伝達し感染症内科外来に連絡してもらう.

表2　感染症外来への誘導基準

A）緊急性が高い
□ SpO$_2$ ≦ 94%   □ 呼吸促迫など呼吸状態不良   □ 歩行不能   □ 意識状態不明瞭
B）緊急性は高くない
□ 紹介状に「CT 上肺炎像有」など，何らかの加療が必要と思われる内容の場合   　ただし，基礎疾患がなく，全身状態がよい場合には肺炎があっても誘導は必須でない   □ 問診で以下の症状があると回答している   　○歩いてる際の強い息切れを感じる   　○激しい胸の痛みや喉の痛み，腹痛   　○十分な水分がとれない（目安として，食事をしていない場合で 1 日 1 リットル未満）   □ PCR 陰性確認後で症状が継続する場合   　ただし，病状によりかかりつけ医などでの診療を依頼する場合もある

b. 緊急対応：感染症内科外来に連絡
　心肺停止など緊急事態の場合には「急変時の対応マニュアル」(図5)参照.
c. 発生届け出作成業務(事務と協力し実施)
　①検査報告書に基づいて陽性者の確認を行う.
　②患者の間違いがないことを再度確認し，届け出の作成を開始する.

新宿区新型コロナ検査スポット
急変時の対応

【急変時の対応】

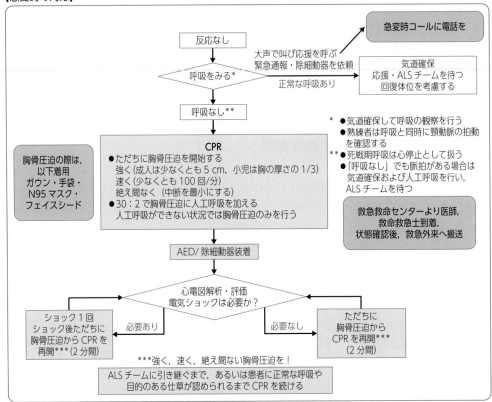

1. 急変者は最寄りのテント，もしくは，当該テントで対応する
2. 急変者のテントへの流れは止め，受診者は，他のレーンに誘導する
   （急変の程度にもよるが，1 レーンは稼働させる．滞留を防ぐため）
3. 急変時コールに電話をかけ，「場所は，PCR 検査スポット」と伝える
4. 救命救急センターより医師，救急士が，初療バッグ（PPE 含む），バックボードを持参する
5. 状態を確認し，移動ができる状態になれば，バックボードに固定し，救急外来へ搬入する

図5　急変時の対応マニュアル

③届け出を作成し，保健所に FAX する．

④当該患者の紹介医に陽性結果を電話（土日判明分を含む）する．電話に出なかった場合には
　再度連絡する．

⑤結果をかかりつけ医および本人に郵送する．

⑥保健所に結果が出た分の検査スポット記録を FAX する．

2. 看護師業務

役割：検査受診者に対して身体的支援および受診時の安全への配慮

a. トリアージテント担当看護師の業務

①受診者の誘導

　○テント内椅子に誘導する．椅子は一度着席したら移動させない．

②必要書類の確認

　○事務より受け取った「診療情報提供書(指定の書式)」の記載漏れがないか確認する．

　○上記とは別に持参された「紹介状」がある場合は，その内容を確認する．

　○看護師はそれぞれの内容を確認し，症状の経過や状態をみて，PCR 以外の検査・治療を要するかどうかを評価し，医師に報告する．

③状態観察

　○看護師が SpO_2・脈拍数を測定する．熱は受診当日朝の熱を聞くが，本人が測定していない場合は体温測定をする．所定の記載欄に測定時間と数値を記録する．

　○SpO_2 がルームエアで 94% 以下の場合は，直ぐに医師に速やかに報告する．

　○受付前でも看護師が状態不良の可能性があると認知した場合は，先立って SpO_2 を測定するなど待機可能な状態かを評価する．

④体調不良者の抽出

　○待機中受診者の状態観察：受診者の状態観察を行うとともに，声掛けや必要に応じて車いすを使用する．車いすは酸素ボンベを携帯し，常時使用可能なように 2 台を待機テント内に配置する．車いすは 1 回使用毎に清拭する．

　○必要に応じ血圧などバイタルサインを測定する．

　○スタッフに体調不良者が出た場合は，看護師リーダーに支援を依頼する．看護師リーダーは「そのテントの一時使用停止」を受付事務に伝える．

　＊看護師リーダーはその日の全体管理を行う．

⑤急変時の対応

　○「急変時の対応マニュアル」(図 5)

b. PCR 検査テント担当看護師の業務

①看護師はテント内に受診者を誘導，椅子に座らせて待機させる．

②受診者誤認防止に努める．

　○受診者より受付票と検体容器を受け取る．その際，受診者にフルネームを名乗ってもらう．

　○「受付票」の検体ラベル番号と，検体容器に貼られた検体番号，患者氏名が合っていることを確認し，検査技師に検体容器を手わたす．

③検査技師は検体採取後，検体容器を指定のファスナー付き袋に入れた検体立てに順次入れる．検体数がある程度溜ったら，看護師がファスナーを閉じる．

④検査終了後，速やかに帰宅説明用テントへ移動させる．

⑤受診者退出後，速やかに椅子・検査まわりを清拭する．

c. 検査後説明テント担当看護師の業務

①受診者に説明用紙を用いて帰宅後の留意点を説明する．その際，問い合わせ電話番号は指差し説明を行う．

②検査後，何らかの薬剤を希望する場合は，かかりつけ医の受診を促すか，市販薬を紹介する．

③検査後体調不良が持続する場合は，居住区保健所に連絡し相談するよう説明する．

d. 共通業務

①環境整備

○1人移動ごとに椅子などを速やかに清拭する.

○すべての業務が終了したら医療廃棄物を正しく処理する.

②不安・恐怖に対する精神的支援

○多くの方が不安や恐怖を抱えながら来院し検査に臨もうとしている. 看護師はその思いを傾聴し, 共感をもって接する.

○時として不安・恐怖が無用な攻撃性につながる場合がある. 看護師は他受診者への対応に専従できるよう, 攻撃的な患者への対応などをあらかじめ定めておく.

③プライバシー保護

○受診者のなかにはスマホで写真・動画を撮っているケースもある. そのような動作があればプライバシー保護の目的であることを説明し, 中止・消去を求める.

④受診者待機時の安全確保

○受診者の年齢・状態などから転倒などに留意する.

○雨の場合は, 特に転倒などに注意し, 看護師全員と情報共有する. また必要時, 看護師リーダーに介助を要請する.

3. 臨床検査技師業務

役割：PCR 検査の実施と検査説明

a. PCR 検査テント業務

①検体採取場所に案内された受診者を確認する.

②受診者から検体採取容器を預かり, 貼付されている受付番号と診療情報提供書の検査番号が一致していることを確認する.

③検査について説明をする（以下の内容）

○ここは新型コロナウイルスの PCR 検査を行うところです.

○検査は原則鼻腔をぬぐって行います.（できない場合は喉になります.）

○ここでは薬剤の処方ができません. すでに処方されている薬や市販薬でご対処ください.

○検査結果は1週間程度で判明し, 紹介元の医師や保健所と共有します.

○PCR 検査結果が陽性の場合は, 電話でご連絡します.

○陰性の場合は, ご本人に郵送のみでのお知らせとなりますので, 結果をお待ちください.

④検体採取をする.

○マスクを少しずらし, 鼻をだして上を向いてもらう.

○綿棒で鼻腔をぬぐい, スピッツに入れて検体置き場で保管する.

⑤二重にしてある手袋のアウター(外側)手袋を外し廃棄後, 手指消毒をする.

○患者1名ごとにアウター(外側)手袋を取り換える.

⑥急変時の対応

○「急変時の対応マニュアル」（図5）

4. 事務業務

役割：受診者の誘導, 受付, 発生届け作成を含む事務作業全般

a. 受付テントでの業務

①検査スポット開始までは順番待ちの椅子を用意，患者を座らせておく．座らせ方は5席1組として，なるべく消毒の手間がかからないようにする．

②事前にFAXで送られてくる診療情報提供書を受付テントに用意する．提供書は50音順に並べて患者が来院した際に即座に取り出せるようにしておく．

③受付が開始となったら，まず診療情報提供書を開封し書式の確認をする．指定書式の診療情報提供書を持参しているか，もしくは診療所よりFAXされていれば④へ，指定書式以外のものであれば別の列へ案内し⑤へ．

④指定書式の診療情報提供書がある場合，優先して受付をする．本人確認を各身分証明書（健康保険証，運転免許証など）で行い，診療情報提供書に患者IDをナンバリング，診療情報提供書（質問票）の氏名生年月日などを確認し，問題無ければ診療情報提供書と「新型コロナウイルス感染症のPCR検査を受けた方へ」をクリアファイルに入れ，検体容器の手わたしへ誘導する．

⑤本人確認を各身分証明書（健康保険証，運転免許証など）で行い，所定書式の診療情報提供書を記入テント内にて患者に記入させ，④と同様の処理を行う

※（紹介状がない場合）区内診療所を受診のうえ再度本スポットに来るように案内する．問い合わせ先は区の保健所を案内する

⑥検体容器の手わたしが終わったら受診者をトリアージテントへ誘導する

　PCR検査スポットは，運営母体（地方自治体か，医師会か，医療機関か）や設置場所により，運営の詳細は変わってくると思われる．しかし，PCR検査スポット自体は，いわば有事の際に必要となり設置されたものであり，通常の一般診療とは異なり医療機関にとっては新しい業務の立ち上げとなることは同じである．NCGMにおけるPCR検査スポットはPCR検査スポットの一例に過ぎないが，運営について参考になれば幸いである．

　国立国際医療研究センター(NCGM)では，新型コロナウイルス感染症(COVID-19)の発生後，病院をはじめセンター一丸となって COVID-19 対策に当たってきた．当初は既存の病院管理体制で対応に当たっていたが，新型コロナ感染症患者の増加に伴い，病棟や診療科における診療体制の変更が急務となり，より迅速な情報共有とともに透明性のある首尾一貫した対応が求められるにいたり，全体の意思統一のために，「新型コロナ対策本部」を設置した．本項では，「対策本部」設立の経緯と「対策本部会議」の活動内容について解説する．

A 「新型コロナ対策本部」ができるまで(表 1)

　NCGM では 2020 年 1 月末から，武漢からのチャーター便による帰国者の集団検診(計 5 回)でみつかった患者や，クルーズ船で発症した患者を受け入れ，重症者の対応も開始した．患者数の増加を受け，2 月半ばに結核専用病棟の患者全員を他院へ移送し，コロナ専用病棟へ変更して中等度の新型コロナ感染症患者および疑い症例を集約した．さらに，重症で人工呼吸器管理の患者に ECMO を開始する必要が生じ，2 月 19 日に新感染症病棟を開棟するにいたった．感染症科とともに，中等症患者は呼吸器内科が，重症者は救急科，集中治療科が協力して治療を担当することになった．

　一方，2 月中旬以降，市中感染が徐々に始まり，医事管理課と感染症科で検討し，2 月 19 日には「正面入口相談所」を設置し，感染患者と一般患者の動線が交わらないで対応できるように病院入口のトリアージ体制を開始した．来院患者が増加し，感染症科の医師の労力がかなり割かれた結果，新型コロナ感染症疑い患者の診療ができない事態も一時的に発生した．そのため，

表 1　「新型コロナ対策本部」ができるまで

2020 年 1 月 16 日	日本でコロナ感染第 1 例目発症
	NCGM での新型コロナ感染症の外来診療開始
1 月 29 日	中国・武漢市からの帰国者検診開始（第 1 便）（2 月 17 日第 5 便まで）
2 月 13 日・14 日	結核患者の他院への移送
2 月 17 日	ICU への新型コロナ感染症重症患者受け入れ開始
	コロナ専用病棟（もと結核病棟）での患者受け入れ開始
2 月 19 日	新感染症病棟開棟（ECMO）
	「正面入り口相談所」設置
2 月 20 日	内科各診療科による感染症科の内科当直の代行開始
3 月 9 日	「発熱相談外来」設置
	3 月後半より内科からのサポート開始
3 月 23 日	厚生労働省より「海外渡航歴がある場合，帰国後 14 日間出勤停止処置」の通達
3 月 25 日	東京都からの特定機能病院向け説明会
3 月 26 日	病院体制変更についての院内検討会

地域の医師会に対して紹介していただくべき症例の判断基準を具体的に伝えるとともに，診療まで待ち時間がかかることを患者に説明する説明書を作成した．さらに，2月下旬以降，内科当直のうち感染症科の担当分は他の内科系診療科で分担することになった．

　3月に入ると，市中でさらに感染患者が増加し，3月9日から感染症科外来内にPCR検査を目的とする「発熱相談外来」が設置された．以後，毎日患者の入院が続き，3月の後半には，コロナ関連の外来や入院の患者数，重症患者数が爆発的に増加し，病院全体で一丸となって対応することが必要となった．発熱外来のサポート(内科系医師および国際協力局の医師，看護師の協力)，コロナ専用病棟でのサポート(呼吸器内科，エイズ治療・研究開発センター(ACC)の分担)，蓋然性の低い新型コロナ感染症患者の担当診療科の受け持ち(基礎疾患の主科が担当)が進められた．3月の下旬になると，患者数の増加は顕著で，コロナ専用病棟は満杯寸前となり，患者の受け入れを一時断らざるを得なかった．その一方で，近隣の大病院で院内感染が発生し，3月25日には東京都から重症者の入院の大幅な拡充が要請された．そのため，翌26日に関係する診療科，病棟の責任者を集め，病院の体制の変更について検討を行った．ICUでの重症者の受け入れなど新型コロナ感染症患者の対応を進めるとともに，感染症科医師をはじめとする関係者の過重労働や疲弊感の蓄積を防ぎつつ，病院全体として新型コロナ感染症に取り組むため，各科の通常業務を一部削減するなど病院の医療体制を全体として変更することを求めた．刻一刻と変化する状況に即時対応するため，3月31日に入院診療体制をフェーズ2とし，同日に「新型コロナ対策本部」を立ち上げた．

B なぜ「新型コロナ対策本部」が必要になったのか

　これまでも病院を有機的かつ円滑に機能させるためにいくつもの組織が設けられてきた．病院には理事長，病院長をトップとする病院幹部の委員会(病院運営企画会議)のもと，外来および病棟運営のために機能別に各種委員会がある．しかしながら，日々一刻と変わる情勢に適切かつ適時に対応するには，これまでの意思決定システムのみでは十分には対応しきれない事態となってきた．このような未曽有の事態において，負担を分担して病院全体が一丸となって対応することが不可欠だが，そのためにはリアルタイムの情報共有と意思決定に対するお互いの信頼感が大前提となる．これまでは，多くの情報は委員会などを通じて各部署の責任者に伝達されていたことから，組織内で情報に格差があった．病院全体のチーム医療を推進するために，病院内だけではなく院外の情報も職員全体で共有し，これまで直接伝えられなかった病院のスタッフが持つ疑問や不安，不満も含め，意見交換を行うとともに，お互いの活動を知り，病院内の相互理解を深め，各人の提案を積極的に取り上げることによって，感染症対策について一部の専門家に責任を委ねるのではなく，スタッフ全員が当事者意識をもって責任を共有し，お互いの信頼を構築することが不可欠である．既存の病院運営システムを縦横につなぎ，補完して，臨機応変に対策を打ち出せる仕組みとして「新型コロナ対策本部」を設置することになった．

C 「新型コロナ対策本部」の設置と「新型コロナ対策本部会議」の開始

　当センター病院の場合，感染症科や救急科，集中治療科からの情報をもとに，病院幹部で新型コロナ感染症患者の急激な増加を検討し，3月31日にフェーズ1(院内の業務を並行して行える段階)からフェーズ2(各科の業務を一部削減する必要がある段階)に変更することになり，こ

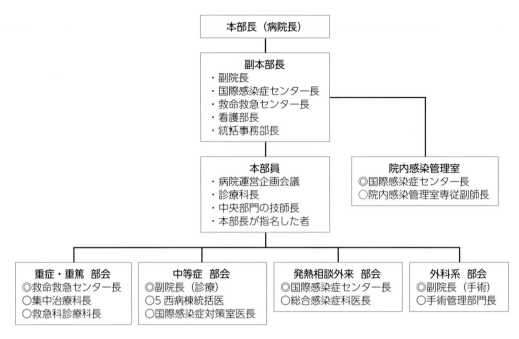

図1　新型コロナ対策本部（組織図）

の時点で「新型コロナ対策本部」を設置した．「新型コロナ対策本部」は機能的であるとともに機動的であり，全病院的な視点から適時的確に方針決定していくことが求められる．一方，各臨床現場では，そのときそのときの状況に応じて，通常診療と新型コロナ感染症対策を両立させ，責任をもって対応することが求められる．そこで，「新型コロナ対策本部」の設置とともに，各部署では段階（フェーズ）別の診療継続計画（business continuity plan：BCP）を策定し，それに基づいた運営を開始した．

　対策本部は，病院長を本部長とし病院運営企画会議の病院幹部メンバーのもとに，診療科長，中央部門などより病院長が指名したメンバーえお本部員として，新型コロナ感染症の対策ユニット別に部会としてまとめた．さらに，病院の統一的な方針のもとに新型コロナ感染症対策を遂行するため，院内感染管理室を指導的立場として本部組織の直下に置いた（図1）．対策本部会議は，5月8日に開催した「新型コロナ拡大対策会議」（後述）までは毎日，以後は状況に応じて頻度を減らし定期開催となった．感染予防のため，会議室には限られたコアメンバーのみ集まり，そのほかのメンバーはオンラインで会議に参加した．会議の内容は，その日のうちに職員全員に周知された．

Ｄ　「新型コロナ対策本部会議」は新型コロナ対策の意思統一の基盤となった

　「新型コロナ対策本部会議」では，各部会から病院全体および新型コロナ感染症患者の診療状況（重症，中等症），発熱相談外来でのPCR検査状況，地域の流行状況，物品在庫状況などの報告があり，全員で情報共有を行い，必要な対策について協議を行った．スタッフが様々な質問を出し病院幹部や感染管理責任者が直接返答する機会を設けることで，スタッフでなければ気

フェーズ	重症度	収容人数	診療体制
1	酸素投与が必要 人工呼吸 人工呼吸＋ECMO	10名 2名 1名	疑い例：内科系診療科 確定例：救命救急科，呼吸器内科， 　　　　腎臓内科，DCC，ACC
↓　人工呼吸器装着患者が4名以上でフェーズ2へ　↓			
2	酸素投与が必要 人工呼吸 　　＋ECMOの場合	20〜40名程度 6名 内2名	疑い例：内科系診療科 確定例：集中治療＋救急科，呼吸器 　　　　内科，腎臓内科，DCC，ACC 　　　　※適宜他科も応援
↓　状況を見ながら判断　↓			
3	酸素投与が必要 人工呼吸	50名以上 15名？	全診療科 個室病棟（13 or 14） 15階（精神24，多目的18）

図2　COVID-19の発生状況と診療体制（2020年4月1日版）

づかない多くのことを議論の俎上に乗せ，短時間で問題を解決することができた．このように対策本部会議で検討した結果は，院内の情報共有システム（当院では Office365 使用）によってその日のうちに病院全体に周知した．

　会議では，節目節目で，対策本部のコアメンバーで作成した素案をもとに，新型コロナ感染症に関連した病院の診療体制や活動について重要な決定と情報発信を行った．大きな節目として，①3月31日の病院の診療体制（フェーズ）のフェーズ1からフェーズ2への変更方針決定，②4月6日の院内体制の感染対策強化のための緊急事態宣言，③5月末の緊急事態宣言の解除に向けて診療体制の正常化方針を全職員に示した5月8日の「新型コロナ拡大対策会議」，④5月25日の緊急事態宣言の解除を受けての対応方針変更（5月27日）および6月1日のフェーズ2からフェーズ1への変更，⑤再度の感染拡大を受けた対策本部会議の再開と再強化した院内感染対策の発令（7月8日）があげられる．

　3月31日の最初の「新型コロナ対策本部会議」で院内の診療体制はフェーズ2と決定した．ICU室はすべて陰圧化し，ICU部門全体をゾーニング，新型コロナ重症患者対応とした．HCUは手術後などICU対応が必要な患者用にICU仕様とHCU仕様に区分し，それまでの手術後などの管理体制をできるだけ維持できるように運用を開始した．診療体制（フェーズ）案は，関係者からの意見を受け4月1日に改訂された（図2）．

　4月6日には，国の緊急事態宣言に先立ち，感染対策強化を目的とした病院独自の緊急事態宣言を発出した．診療体制の変更については外来縮小とともに外科手術や内視鏡や耳鼻科などの方針，受診者が急増する発熱外来の対応など，患者対策については，病院入口でのトリアージの徹底や面会者対応，外部からの感染流入阻止については，外部の非常勤医による診療の停止や当院からの医師派遣の原則禁止，実習生の受け入れ中止，業者の院内立ち入りの自粛，また，外部，特に他院での感染情報の共有と緊急時の情報共有などについて指針を次々と出した．また，同時に，診療の縮小に対して，具体的な対策，対応（診療継続計画：BCP）の検討を各診療科，部門に要請した．これを受けて，電話診療や処方箋の郵送によって緊急性の低い外来受診を控え，緊急性の低い手術は延期する方針が確認され，内視鏡検査実施について感染防御を

目的としたマニュアルが作成され，入院患者への面会禁止の徹底，それに伴う iPad などを用いたオンライン面会の検討などが行われた．さらに，COVID-19 診療にかかわる感染症科や ICU などの医師や看護師などの関係者の負担が大きいことが問題となり，新型コロナ感染症病棟へは内科系診療科から，ICU へは外科系診療科からサポートを開始した．また，発熱外来の負担を解消するため，新宿区全体での PCR 検査体制（新宿区新型コロナ検査スポット）についての検討が行われ，4月27日から稼働を開始した．また，三密を避ける，手指消毒，マスク着用といった院内感染防止策は繰り返しアナウンスするとともに，職員や職員家族の発熱時の対応の方針や職員のメンタルケアについての方針も出し，周知を行った．患者の増加や重症化に対応するため，地域の感染状況や病棟運営，ECMO の利用などすべての情報はすべて「新型コロナ対策本部会議」で報告，共有し，日々対策を検討した．

　5月初旬になると市中感染は収束傾向となり，また，他院の新型コロナ患者の受け入れ態勢も徐々に整ってきた．診療体制の正常化のための方針を全職員に示すため5月8日に新型コロナ拡大対策会議を開催した．その場で，6月1日からに通常診療を再開するため，ICU などの病室運用を復帰させ外科手術をできるだけ元に戻す方針が示され，手術前や分娩，内視鏡のための PCR 検査の実施とともに，外部からの非常勤医の診療や外部への医師の派遣，実習生の受け入れの再開，面会禁止の緩和の方針が確認され，5月を準備期間とすることが周知された．また，新型コロナ患者の退院後の対応や病院玄関でのサーモグラフィーの導入についても検討を行った．その後，緊急事態宣言解除後，6月に「新型コロナ対策本部会議」をいったん休止したが，再度の感染拡大のため，7月8日に再開した．感染防御のための職員の外食自粛，また，面会禁止の徹底やそれに伴う患者家族への病状説明の要請などの方針を出した．新宿区新型コロナ検査スポットは8月にその役割を保健所に委譲し，院内の検査スポットは閉鎖することとなった．

　私たちは，「新型コロナ対策本部会議」を通じて，多くのことを学んだ．特に，新型コロナ感染症という未知の敵を相手にするような場合には，職員全体の意思統一は不可欠であり，現場の職員の不満や不安も含めて理解する必要がある．有事のコミュニケーションは，普段からの基盤があってこそ，より円滑に行われることを痛感した．

　当院では，普段から Office365 や電子カルテを用いた病院のスタッフ間での情報連絡システムがあり，病院の意思決定機関として病院運営企画会議およびベッドコントロール会議が，診療現場についての議論の場として診療運営委員会などの委員会がある．「新型コロナ対策本部」や「新型コロナ対策本部会議」は感染症危機管理の命令系統のかなめとして，このような基盤をもとに，双方向的に各々の現場を結びつける重要な役割を担った．

　また，このように先が見えない状況においてこそ，「新型コロナ対策本部」からの発信は重要である．単に目の前のことだけに注力するのではなく，常に病院全体に目配りをし，地域の状況を注視して，これから起こりうることを想定しながら，適時的確に方針を決定することが求められる．「新型コロナ対策本部会議」により，そうした俯瞰した視点を職員間で共有できたことで，職員各々が次の行動への準備をすることができ，安心して具体的な行動に結び付くことができたと考えられる．

索　引

目指せ 院内感染ゼロへ！
国立国際医療研究センター（NCGM）新型コロナウイルス感染症（COVID-19）
対応マニュアル

2021 年 4 月 15 日　第 1 刷発行	編集者 国立国際医療研究センター
2021 年 5 月 15 日　第 2 刷発行	責任編集 大曲貴夫
	発行者 小立健太
	発行所 株式会社 南 江 堂
	☎113-8410 東京都文京区本郷三丁目 42 番 6 号
	☎（出版）03-3811-7236　（営業）03-3811-7239
	ホームページ https://www.nankodo.co.jp/
	印刷・製本 日経印刷
	装丁 渡邊真介

National Center for Global Health and Medicine (NCGM) Manual for Coronavirus Infection (COVID-19)
© Nankodo Co., Ltd., 2021